更年期年轻人

身体漏洞修复指南

徐昊————著

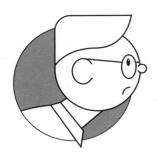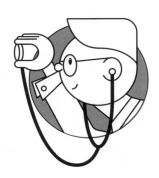

贵州科技出版社

图书在版编目（CIP）数据

更年期年轻人：身体漏洞修复指南 / 徐昊著 . --
贵阳：贵州科技出版社，2021.11
　　ISBN 978-7-5532-1004-9

　　Ⅰ . ①更… Ⅱ . ①徐… Ⅲ . ①青年－保健－指南
Ⅳ . ① R161.5-62

　　中国版本图书馆 CIP 数据核字（2021）第 217564 号

更年期年轻人：身体漏洞修复指南
GENGNIANQI NIANQINGREN SHENTI LOUDONG XIUFU ZHINAN

出版发行	贵州科技出版社	
地　　址	贵阳市中天会展城会展东路 A 座（邮政编码：550081）	
网　　址	https://www.gzstph.com	
出 版 人	朱文迅	
经　　销	全国各地新华书店	
印　　刷	朗翔印刷（天津）有限公司	
版　　次	2021 年 11 月第 1 版	
印　　次	2021 年 11 月第 1 次印刷	
字　　数	180 千字	
印　　张	7.5	
开　　本	880 毫米 × 1230 毫米　1/32	
书　　号	978-7-5532-1004-9	
定　　价	52.80 元	

天猫旗舰店：http://gzkjcbs. tmall. com
京东专营店：http://mall.jd.com/index-10293347.html

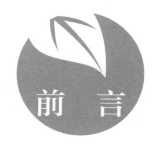

前 言

———— 你的身体才是最昂贵的奢侈品 ————

出版方找到我时，我刚刚从疾病中康复。

住院期间，我被抽了十几管血，接受了一系列检查。我深切感受到患者向我抱怨"感觉血都被抽空了"时的心情。值得庆幸的是，我身体并无大碍，只是在医院的病床上躺了三天。

究其原因，真的只是太累了，熬夜太多。

有很多人问我，你有三个孩子，还是外科医生，每天还坚持更新文章，怎么有那么多时间？

作为医生，我很多时候不得不熬夜值班。因此，往往只有等夜班结束后，我才能找到时间写稿。

只要一动笔，无论多困，我都会完成写作，写到深夜更是常态。

医生是我的职业，家庭是我的支柱，写作是我的爱好，哪一个都不能放弃，因此，我只能向黑夜要时间。

医生的工作性质导致我经常熬夜、饮食不规律、精神压力大，长期保持一个姿势做手术又缺乏运动，因此埋下了很多疾病的隐患。好在医生最懂身体，只要想改变，重视之后，身体就会给出许多积极的回馈。

做往往是很困难的，知道不一定能做到，不一定能做好。

医生对病人的基本要求是"遵医嘱"，但很多时候医生自己都做不到。

有个故事说得好，顶级的肺科医生最了解"抽烟容易得肺癌"的道理，但是他们中的一部分人依然保有抽烟的习惯。

往往只有那些遭遇过一场大病的人会更加珍视健康。我们也能看到周围的一些年轻人，因为工作、婚姻等各方面的压力，身体开始出现问题。为了缓解焦虑，他们效仿老一辈加入了"养生大军"。

很多时候我们的健康并不受限于医疗水平，而是取决于我们对健康、疾病的认知。在这本书中，首先，我会带你了解人体最基本的组成部分，让你重新认识自己的身体。我们的肝脏、肾脏、脾脏、胆囊、阑尾到底有何作用？我们的免疫力如何构成？人体有哪些"bug"（漏洞）是需要注意的？然后，我会具体谈谈养生，从"朋克养生"到"网传暗黑养生疗法"，你会知道哪些养生方式真的有科学依据，哪些是害人的谣言。接着，我会向大家分享一些常见疾病的预防方法，以及健康饮食、科学运动、美颜养肤等常识。例如，糖尿病、癌症、猝死真的离我们很远吗？如何解除被眼镜封印的"颜值"？当然，书中还写到了大家最关心的秃头问题。

在最后一章，我会跟大家谈谈长寿、永葆青春、死亡等有些神秘又充满吸引力的话题。我们该如何面对必将到来的衰老？过上理想的老年生活需要做哪些前期准备？生孩子究竟意味着什么？我们又该如何面对死亡？

　　身体是最昂贵的奢侈品，只能使用一次，我希望这本书能帮助你以及你的家人、朋友做好身体保养，活得更长久。毕竟，如果其他方面无法和他人比拼，活得长久也算得上是人生赢家了。

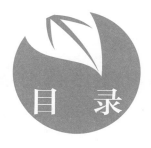

目 录

contents

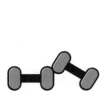

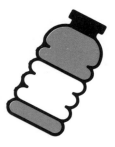

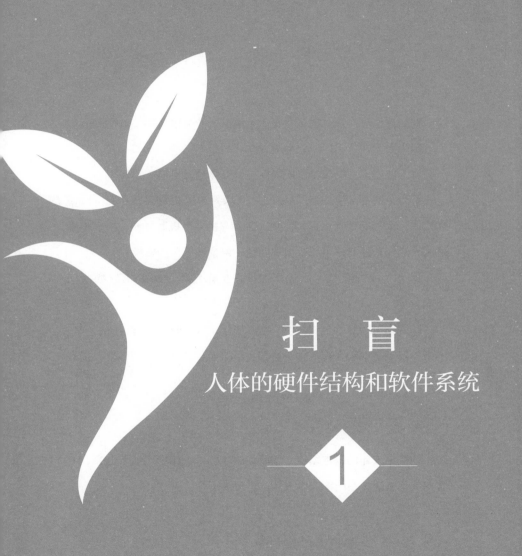

扫 盲

人体的硬件结构和软件系统

1

1.1　人体研究报告

在前言部分，我说到了"身体是最昂贵的奢侈品"，的确如此。

因为大家在"出厂"之前就或多或少带有一些"bug"，且一旦出厂，就不能返厂。机器可以换零件，但人体难以更换"零件"。

整个人体机器虽然可以休眠，但却无法关机重启，所有"bug"和错误，都只能带着运行。而且，这台"机器"极其复杂，由多个系统联合工作，任何一个环节出现问题，都会造成全局瘫痪。

那么人体到底是怎么运作的，在工作过程中可能出现哪些问题呢？

这一章可以让你储备一些后文会提到的基础知识。再强调一遍，本书不仅仅是教给大家养生小妙招，更是希望能从医生的角度，提升大家对于健康的认知层次。

最基本单位：细胞

细胞是人体的基本结构，细胞组成了组织，组织组成了器官，器官构成了系统，系统构成了人体，可以表示为：

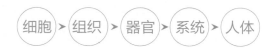

细胞 ▶ 组织 ▶ 器官 ▶ 系统 ▶ 人体

举个例子，神经元和神经胶质组成了神经组织，颅内的神经组织组成了大脑，大脑是器官。大脑和外周的神经系统一起构成了人体的神经系统。

这个组合是一个相对独立的系统，它负责信号传递、决策，但是需要其他部门的支持。

再比如，呼吸系统包括鼻、咽、喉、气管、支气管，和由大量的肺泡、血管、淋巴管、神经构成的肺，以及胸膜等。

按照部门来说，人体主要分为8个部门。部门里的每个细胞相当于一个成员。有些细胞是广泛存在的，比如血管内皮细胞，只要有血管的器官和组织都少不了它们。还有一些细胞有着特殊的功能，比如胰岛 β 细胞分泌胰岛素；胃壁细胞分泌盐酸和内因子；白色脂肪细胞储存能量；肝细胞能参与生物转化和代谢，如胆汁合成、脂类代谢、糖代谢、激素代谢等。

还有一些死的角质细胞，组成了我们的头发和指甲。

红细胞

我们身体里最多、最重要的是血细胞中的红细胞，红细胞也是最常出现问题的细胞。

红细胞就像身体里的快递员，每天从肺里接收氧气，从胃肠道接收营养物质，然后搬运到身体各处。它是血液中最基础、含量最多的细胞。

红细胞里有一种重要成分，叫做血红蛋白。

血红蛋白遇到充足的氧气，就会变为鲜红色。

血红蛋白由珠蛋白和血红素组成。血红素与氧气结合得多，血液便呈现鲜红色，且与氧气结合得越多，血液颜色就越鲜红；血红素如果与氧气结合得少，血液便呈现暗红色。

所以我们的动脉血是鲜红的，静脉血是暗红的。

几乎每个血红蛋白都能在肺里"抱住"一个氧分子，所以正常人的氧饱和度常常是100%，至少是95%。

正常男性的红细胞数值是（4.0 ～ 5.5）×10^{12}/L，正常女性的红细胞数值是（3.5 ～ 5.0）×10^{12}/L。快看看你的体检报告，如果低于这个数值，你就算贫血了。

贫血的人会经常头晕、眼花、耳鸣、倦怠、手脚冰冷，如果你有这些症状，就要当心了哦！

白细胞

白细胞就像手持武器的小哥哥，专门和病原体作战，保护人体的安全。一旦皮肤破损，病原体进入体内，白细胞就会立刻蜂拥而上，杀灭它。

如果一时杀不死，机体还会不断地产生白细胞，和病原体继续战斗。

正常人的白细胞数值是（4.0 ～ 10.0）×10^{9}/L。

白细胞是诊断疾病最灵敏的指标，如果白细胞减少了，那么最常见的原因是严重感染时身体和病原体作战消耗了太多白细胞；又或者因为"再生障碍性贫血""地中海贫血"，导致身体无法产生白细胞等。

白细胞增多，最常见的原因则是身体存在炎症，为了和病原体战斗而产生大量白细胞。白细胞还有很多兄弟姐妹，比如单核巨噬细胞、淋巴细胞、嗜酸性粒细胞、嗜碱性粒细胞、T细胞、B细胞，它们组成了一个军团，在和病原体的战斗中发挥着不同的作用，也构成了人体的免疫系统。

血小板

在血液里，还有一种重要成分，叫血小板。它比红细胞和白细胞小得多。

它是从骨髓成熟的巨核细胞胞浆中脱落下来的小块胞质，准确地说，它算不上细胞，但是却有着无可取代的功能。它可以帮助我们止血和凝血、修补破损血管。

一次轻微的擦伤，流点血，你可能不会太在意。但是，从血细胞的角度来看，这不亚于一场"星球大战"，就像外星人袭击地球造成了一个巨大的缺口，数以万计的兄弟姐妹会在这场战役中牺牲。

血小板虽然小，但却是这场大战的中坚力量——因为它们组织严密，携带纤维蛋白，可以迅速修复伤口。

正常人的血小板的数值是（100 ~ 300）× 10^9/L。

血小板减少会导致患者的凝血时间延长，凝血能力减弱，使其在有外伤的情况下更容易出血，稍微磕碰就会出现大片的淤青，还会使其出现鼻出血，甚至脑出血；而血小板增多常见于骨髓增生性疾病，如白血病。

红细胞、白细胞、血小板是血液系统3个最重要的员工。

接下来，让我们一起来看看，人体的8个主要部门分别负责什么，一旦出问题，又会造成怎样的严重后果。

消化系统

消化系统听上去只是负责吃东西。其实它分为3大块：吃东西、吸收营养、排泄废物。

人体中和吃东西有关的器官非常多。除了食物途经的口腔、咽、食道、胃、小肠、大肠、肛门，唾液腺、胃腺、肝脏、胆囊、胰腺等都是重要的消化器官。

口腔、食道、胃的主要作用是软化食物，将其变成易消化的"糊糊"；接着，小肠主要负责吸收营养；大肠则是负责吸收水分，同时，众多的消化腺需要分泌消化液。

那么，消化系统有哪些常见的问题呢？

（1）消化过强：我们常见的各种溃疡，就是黏膜被自身的消化液消化了。

（2）消化过弱：消化功能不足有很多原因，比如消化液分泌不足，胃肠动力不足，等等。

（3）消化液堵塞：导致胆结石、胆囊炎。

（4）食物堵塞：导致肠梗阻。

（5）消化不了：导致腹泻。

（6）吸收不够：各种因营养缺乏而导致的疾病。

呼吸系统

呼吸系统说起来简单，就是通过呼吸道和肺进行体内和体外的气体交换。呼吸系统包括鼻、咽、喉、气管、支气管和由大量的肺泡、血管、淋巴管、神经构成的肺，以及胸膜等，还有辅助呼吸的肌肉。

呼吸系统的常见问题是管道损坏和换气障碍。

（1）管道损坏：鼻炎、气管炎、支气管炎、肺炎、哮喘等。

（2）换气障碍：呼吸衰竭、肺气肿、肺纤维化等。

循环系统

人体循环系统中最核心的组成部分当然是心脏，心脏作为动力来源，推动血液在全身流动，把从肺里交换来的氧气、从小肠吸收到的营养，运送到身体各处，再把身体的垃圾运送到肝脏进行分解，由肾脏排出。

循环系统的常见问题如下：

（1）动力不足：心力衰竭。

（2）动力紊乱：心律失常。

（3）动力过强：高血压。

（4）管道不通：血栓、血管狭窄、动脉硬化。

神经系统

神经系统分为中枢神经系统和周围神经系统两大部分。大脑和脊髓是中枢，如同发电机，其他的神经都是周围神经。神经有点像电线，负责传递信号。

那么，神经系统的常见问题又有哪些呢？

（1）发电机损坏：脑炎、脑梗死、脑出血。

（2）发电机老化：阿尔茨海默病、帕金森病。

（3）电线短路：癫痫、三叉神经痛。

（4）电线损坏：脊髓炎、神经炎、面瘫。

神经系统还有许多难以解释的疾病——就像发电机一样，看似在正常运作，但是却吱吱作响，从而导致偏头痛、失眠等。

内分泌系统

人体的内分泌物称为激素，对整个机体的生长、发育、代谢和生殖起着调节作用。人体主要的内分泌腺有甲状腺、甲状旁腺、肾上腺、垂体、松果体、胰岛、胸腺和性腺等。

各种激素的分泌量就如同做菜时放的调味料，想让一盘菜好吃，调料放得过多和过少都不好，激素分泌也是一样，分泌得过多或过少都会引发疾病，比如：

（1）甲状腺激素过多：甲状腺功能亢进。

（2）甲状腺激素过少：甲状腺功能减退。

（3）胰岛素分泌不足：糖尿病。

（4）生长激素分泌过多：巨人症。

（5）生长激素分泌过少：侏儒症。

泌尿系统

泌尿系统就好比人体的污水处理场，它不停地把血液中的毒素过滤出来，排放出去。泌尿系统主要的组成部分有：肾脏、输尿管、膀胱和尿道。

泌尿系统经常出现以下问题：

（1）过滤器损坏：尿毒症、肾炎。

（2）下水道堵塞：结石、前列腺增生。

生殖系统

人体的生殖系统会产生生殖细胞，繁殖新个体，分泌性激素和维持第二性征。当然，它对维持性生活也起着重要的作用。

生殖系统的常见问题如下：

（1）孕育障碍：输卵管堵塞、无精液症等。

（2）性生活障碍：性欲低下、勃起障碍等。

（3）性传播疾病：生殖器疱疹、梅毒、尖锐湿疣等。

运动系统

运动系统主要由骨、关节、肌肉、韧带等组成，除了可以让人体正常活动，还可以支撑人体结构，如果出现不能运动或者疼痛麻木的情况，可能就是运动系统出现了以下问题：

（1）骨头损坏：各种骨折。

（2）骨头退变：骨关节炎、椎间盘突出。

（3）骨头畸形：先天性髋关节发育不良。

在神经（主动）和内分泌（被动）的系统调节下，所有系统互相联系、互相制约，共同完成整个生物体的全部生命活动，以保证生物体的个体生存和种族绵延。

把人体分成系统之后，理解起来就更有条理了。但是，所有疾病的发生都极其复杂。如果光拿上面的总结断章取义，那可要闹笑话。因为，很少有疾病是由单一系统的问题造成的。

　　例如，骨折听起来应该是由很简单的原因导致的，但其实有很多种可能性。

　　是不是营养不良导致缺钙而引起骨折？消化系统可能要"背锅"。

　　是不是甲状旁腺功能减退，钙质沉积障碍而引起骨折？内分泌系统也难逃"罪责"。

　　会不会是平衡能力不好，走路不稳，导致摔跤而引起骨折？什么？神经系统也被拉来"垫背"？

　　骨折能不能愈合？问题又来了。营养不良、糖尿病、贫血等都可能导致愈合不良。消化系统、循环系统、内分泌系统会抗议："怎么还有我的事？！"

　　还有，人体的各个系统之间有着复杂而紧密的隐性关系，表面上关系不大的器官往往密切相连，正所谓牵一发而动全身，也是名副其实的"人类命运共同体"。正因为这种紧密复杂的隐性关系，很多看似相同的症状，其背后原因却是千差万别。医生往往要像一个严谨的推理侦探，根据有限的症状，推测出无限的致病可能性。

　　比如，切除了胃的人，胃黏膜壁细胞分泌的糖蛋白不足，会导致肠道不能吸收维生素 B_{12}，从而导致贫血。

　　而尿毒症患者，由于肾脏产生"促红细胞生成素"减少，也会患上贫血。

　　如果你问我发烧是什么原因导致的，我必须告诉你，超过100种疾病都可能导致发烧。

说到合作，各个系统各司其职；说到要人的命，大家也"当仁不让"。

（1）神经系统疾病：脑出血。

（2）循环系统疾病：主动脉夹层破裂。

（3）呼吸系统疾病：肺栓塞。

（4）生殖系统疾病：羊水栓塞。

（5）消化系统疾病：食管－胃底静脉曲张破裂出血。

（6）泌尿系统疾病：急性肾衰竭。

（7）内分泌系统疾病：低血糖休克。

（8）运动系统疾病：严重创伤。

当然，千万别忘了恶性肿瘤，它会随时攻击人体的任何系统。

单一系统疾病已经如此可怕，虽然现代医学可以通过机器帮助患者部分崩溃的器官恢复工作，缓解病情，比如人工肺、体外循环支持系统等，但是患者的死亡最终往往是多器官功能衰竭造成的，当人体的器官一个接一个地罢工时，现代医学也回天乏术。

人体系统如此脆弱？又是什么支撑着我们的生命？

还有一个系统，叫做免疫系统，它就像计算机的安全卫士和杀毒软件，可以保护人体免受许多伤害。在本章的最后，我会带大家看看免疫系统是如何守护我们的健康的。

Dr.X 说：

我们把人体分成细胞、组织、器官、系统等结构层次，是为了更好地认识人体；把人体分为8大系统，是为了解释许多疾病的发展。但是，很少有疾病是由单一系统的问题造成的，所以看病要透过现象看本质。

1.2 人脑——人体 CPU 养护指南

记得有一天，我坐在计算机前面写文章。

4岁的儿子拿着家里的大脑模型，问我："爸爸，这个大脑是做什么的？"

我当时就在想，我该怎么向他解释呢？

当时，我家里还是台式机，于是我指着旁边的机箱告诉他：大脑就像这台机箱，看着没有用，其实是电脑最重要的部分，负责"想"和"记"。

这个比喻虽然不够恰当，但却可以很好地向一个普通人解释大脑的地位和作用。人脑和计算机都含有大量的基本单元，人脑中的神经元可类比为计算机的晶体管。这些基本单元可以组成复杂的回路，处理电信号形式的信息。大体来看，人脑与计算机的架构十分相似，均由负责输入、输出、处理信息和记忆储存的几大回路构成。

我们重点来说说这个CPU（中央处理器）是怎么工作的。在了解如何养护我们的大脑之前，我们对这一点必须要心中有数。

其实，大脑分为广义的大脑和狭义的大脑。广义的大脑泛指人脑或者说中枢神经系统，而狭义的大脑仅仅指的是大脑皮层。人的脑袋里不仅有大脑，还有小脑和脑干。它们都有着不可取代的重要作用。

大脑质地柔软，有60%是脂肪，摸上去就像是一块豆腐。"烤脑花"这道菜的得名就是因为大脑的质感很像豆花。

大脑一般分为4个脑叶：额叶、颞叶、顶叶和枕叶。还有一个小小的脑叶，称为岛叶，过去也有人认为它是颞叶的一部分。

CPU

大脑是人脑的核心，那什么是大脑的核心呢？又是什么决定了你是一个什么样的人？

CPU中的CPU——前额叶皮质

我们先从额叶说起。额叶是靠近前额的脑叶，由最坚硬的额骨保护，也就是足球运动员头球冲顶的位置。

在临床中，我们常常看到许多额叶受损的患者表现出相当严重的精神症状，比如烦躁不安、大喊大叫、打骂家人、疯疯癫癫、到处乱跑，甚至随意大小便等。对于这样的精神症状，许多精神科医生也无可奈何，往往只有采用大剂量的镇静药物，才能让患者安静下来。但是，也有的患者在切除部分额叶后并没有表现出任何精神症状，完全正常。

近年来科学家发现，额叶和人的情绪、情感、人格有关。尤其是前额叶皮质，它常常被称为脑部的命令和控制中心。它不仅具备简单的执行功能，决策和自控等较高层次的思考也在这里进行。有研究显示，额叶在我们处理复杂决定的过程中起着重要作用，尤其是那些涉及权衡短期目标及其长期影响的决定。

声卡与音箱——听觉皮质和语言中枢

额下回后部是运动性语言中枢。运动性语言就是说话的能力，这里受损的人看到什么都能懂，也能听懂别人的话，但是说不出来。还有一个区域叫听觉性语言中枢，它在颞叶，这里受损的人可以说话，但都是些毫无意义的字眼，也无法领会别人说话的意义。

靠近耳朵两侧的脑叶被称为颞叶。听觉性语言中枢就在颞叶的下方，准确地说是颞上回的后部，而颞上回是听觉区，和人的听力密切相关。即使整个听力传导都没问题，只要这一区域损伤，也会导致患者无法感知声音。无法发出别人能识别的声音，或者无法感知外界的声音，都会让人脑的效率大打折扣。

缓存系统——海马

颞叶还有一个区域叫做海马。这个海马可不是那个外形奇特的海洋生物，而是颞叶的一个区域，由于形状和海马相似，所以被称为海马。海马特别像是计算机的缓存系统。

我们接触到一种信息以后，这种信息便被存储于海马组织，大脑会定期检查这种信息有没有被再次使用。如果在某一个时期内这种信息被连续多次使用，大脑便会判定这种信息是有用的，然后把它转存到大脑的另一个地方，以固化的形式做永久的保存。海马被切除后，我们就不能把短时的程序性记忆转化为长时记忆了，同时过去的记忆也会慢慢地模糊。

"摄像头"和成像系统——眼球和视觉皮质

视觉信号需要通过眼球的视网膜细胞传导到视神经，然后再通过视交叉、视束，最后传到枕叶的视觉皮质，也就是后脑勺的位置。

这个位置会把"摄像头"（眼球）捕捉到的东西，呈现在大脑里。

正因为如此，枕叶损伤的患者会产生对侧的偏盲，也就是患者视野会缩小，一边看不见。我曾经有个枕叶肿瘤患者，他被切除肿瘤之后，醒来跟我说的第一句话是："为什么右边看不见了？好可怕。"确实是这样，枕叶是处理视觉信号的视觉中枢，这里的损伤会造成眼睛传来的视觉信号不能被大脑理解，某一边受到损伤，就导致对侧的视觉信号不能被大脑理解。

显示器——运动皮质

计算机的信息通过显示器输出，而人体的信息主要通过动作、表情和语言输出。

人要控制全身的肌肉发出声音、做出动作，全靠运动皮质。

运动皮质位于顶叶，顶叶位于头顶。

运动皮质具有许多功能，其中最重要的就是运动和感觉。一侧的顶叶受损，很有可能引起对侧肢体的运动障碍和感觉障碍，受伤之后，另外一侧的手脚立刻就不能动了，也失去了感觉，这是给患者带来的最直观的影响，也给患者的生命造成了严重的困扰。这也是手术中最需要保护的地方，如果病变发生在这一区域，那么很不幸，要么没法完全切除病灶，要么病灶被切除得干干净净，但手术后难免会出现偏瘫的症状。许多新型的神经外科技术，都是为了保护这个区域而出现的。比如术前影像学显示这里的纤维结构，术中按图索骥，对其予以重点保护；比如手术中唤醒患者，让他一边运动一边定位，如果某个区域受到刺激导致患者的手不能动了，那么这个区域一定要保护。

只要运动皮质功能得到保存，患者就可以通过简单的动作比画，告诉我们他的诉求，这也是极其有价值的。

电源系统——脑干

计算机处于关机状态时，其内部电池也是继续运作的，这也是你每次开机，时间都可以正确显示的原因。

人脑中也有这么一个区域是不眠不休的，那就是你的脑干。脑干是人的生命中枢，在后脑勺的位置。人之所以能保持体温、呼吸、血压等最基本的生命体征，都是由于脑干的作用。一旦脑干受损，就像计算机的内核进水，开不了机了，其他功能再强大也没有意义。

丘　脑

丘脑位于大脑的中央部分，丘脑接受非特异性投射系统，这个系统的作用是激起大脑皮质的兴奋活动，简单来说就是控制清醒、睡眠状态的切换。

当这一系统的传入冲动增多时，皮质的兴奋活动增强，使我们保持清醒，甚至引起激动状态；当这一系统的传入冲动减少时，皮质兴奋活动减弱，我们就会处于相对安静状态，甚至皮质的主要区域转入抑制状态就会出现睡眠。如果这一系统受到损伤，使皮质的兴奋活动减弱，我们将陷入昏睡。有些麻醉药如氯丙嗪等，就是作用于脑干网状结构，阻断了这条通路，减弱了皮质的兴奋活动，从而使人进入安静和睡眠状态。

垂 体

垂体是分泌激素的中枢，包括腺垂体和神经垂体。垂体各部分有各自的任务。腺垂体细胞分泌的激素主要有6种，分别为生长激素、催乳素、促甲状腺激素、促性腺激素、促肾上腺皮质激素和促黑素细胞激素。神经垂体本身不会分泌激素，而是起着仓库的作用。它储存下丘脑视上核和室旁核分泌的抗利尿激素和催产素，当身体需要时，它就将它们释放到血液中。

生长激素过多会造成巨人症或者肢端肥大，生长激素过少会引起侏儒症；甲状腺素过少，对小孩而言，会引发呆小症，对大人而言，则会引起甲状腺功能减退，表现为意识淡漠。一个垂体功能不全的人，我们一眼就可以看出来，总的来说就是，其意识淡漠、说话做事绵软无力、思维迟钝、昏昏欲睡。催乳素多了，女性就会长时间不来月经，即使没有生孩子，乳房也会泌乳，有的患者辗转求医多年后才发现，其实是大脑里的问题，一个手术就能解决。

人脑和计算机哪个更厉害

很多科技发烧友都很好奇这个问题，目前最先进的计算机和人脑相比，到底哪个更厉害？

　　计算机的基本运算速度远胜人脑。目前计算机进行加法等基本运算的速度可以达到每秒100亿次。

　　要估算人脑的基本运算速度，我们可以对神经元传递信息和相互交流的基础过程进行分析。神经元的信息传递方式有两种：电信号和化学信号。目前研究表明，大脑每秒最多执行1000次基本运算，是计算机的千万分之一。

　　基础的计算，人类早已败下阵来。至于思考棋局的下一步走法和未来的无限可能性，柯洁已经输给了阿尔法狗，人类也毫无胜算。但是，人脑有个重要的特点，就是会遗忘一些不重要的东西，根据新的需求创造一些从未有过的东西。这些无法量化的能力是计算机无法企及的。一旦量化人脑的某部分功能，计算机就能胜任。比如我们一旦教会了计算机下棋，我们就下不过它了。我们的大脑想要在新的时代不被计算机淘汰，最关键的是创造力。

　　人脑这台CPU无时无刻不与世界相连，我们看到的、听到的、闻到的、尝到的一切都会被纳入系统，不同的感觉互相沟通、交错，交织碰撞，最后不断创造更多、更美好的事物。

Dr.X说：

人脑由很多不同部分组成：声卡——听觉皮质，缓存系统——海马，摄像头——视觉皮质，电源系统——脑干，等等。

人脑在和计算机的比拼中胜在对无法量化的信息处理，一旦信息可以被量化，人脑就不如计算机了。

1.3　人体存在哪些 "bug"

作为外科医生，除了和癌症、心血管疾病打交道，我大部分工作都是做修补人体自身 "bug" 的手术，比如拔智齿、割包皮、阑尾炎手术、疝气手术、前列腺手术等，有时甚至需要换 "零件"，比如人工的膝关节、髋关节。

那么，为什么会有这些 "bug" 呢？在人体设计之初，又能否避免呢？

下面就来说说人体的 "bug"。

尿道——没有预留走线的位置

尿道这个东西，使用非常频繁，每天至少使用三次。

各种东西进进出出，大家都会觉得这里可能 "藏污纳垢"，不是很干净。确实，尿道是人体非常容易感染细菌导致炎症的地方，最常见的就是尿道炎，这种病男女都会患。

但是，女性的发病率居然是男性的1000倍。

为什么呢？因为女性的尿道比较短。正常男性的尿道有 18 cm 左右，而女性的只有 4 ~ 6 cm。男性尿道不仅长，而且细，但女性尿道不仅短，还宽且直。

通俗点说，就好比一个是细口长瓶，一个是宽口阔杯，哪个更容易落灰是一目了然的。

女性的尿道和阴道还非常接近，容易出现各种"难言之隐"，广大男性同胞，你们是无法理解的。

话又说回来，作为男性，就高枕无忧了吗？

这个又长又弯曲的尿道，因为太长了，再加上有的地方拥挤狭窄，一不小心，就要从前列腺上面经过。

古代人寿命短，倒是不容易出现前列腺问题。现代人寿命长，到了60岁以后，大部分男性的前列腺就开始出现增生，如果增生严重，就会压迫尿道。这时候，小便就会出现问题，男性站在小便池前1 min，却什么都没有排出，这种尴尬谁能懂。

无论是对3岁还是83岁的男性来说，可以控制排尿都是无比重要的事情！

阑尾——一不小心让系统崩溃

阑尾这个器官好像是专门用来"发炎"的，除了阑尾炎，真的没听说它有什么作用。

据统计，近年来阑尾炎的发病率呈上升趋势，西方国家高达10%，我国发病率为4% ~ 8.5%。也就是说，在中国，有接近1亿人接受过阑尾的切除手术，也可以说这个"食之无味、弃之可惜"的器官养活了许多外科医生。

达尔文的进化论认为，人类祖先在以植物为食的生存阶段，需要阑尾帮助消化，但随着食物结构的改变，阑尾不断萎缩，对现代人来说已经没有任何实际用途了。

不过，近年来科学界也有一些研究提出，阑尾对肠道有益菌起到了储存和保护作用，但目前还缺少直接的证据支持。

至少许多患过阑尾炎的人都懂，这个东西真是"痛起来要命的小妖精"！

智齿——拖慢系统的多余备份

智齿算是牙齿吗？又不能咬东西，算哪门子牙齿？！

智齿也称智慧齿，是人类的第三磨牙，由于它萌出时间很晚，一般在16～25岁萌出，此时人的生理、心理发育都接近成熟，有"智慧到来"的象征，因此被俗称为"智齿"。

人类还在"茹毛饮血"的时候，牙齿磨损得比较快，到长智齿时，有很多牙齿已经脱落了，新长的智齿正好可以接替坏掉的牙齿发挥作用。

但现代人已经不需要这四颗"替补"了。并且，现代人脸变小了，没有多余的空间留给智齿生长，所以现代人的智齿很多都长歪了，必须拔除，不然会压迫相邻的磨牙，弄坏其他牙齿。

在过去，人类的牙齿结构类似黑猩猩，在远古时期，人类的牙齿远比现在大，数量也更多。强壮的牙齿，如锋利的刀具，在那个"茹毛饮血"的时代，可以咬碎坚硬的动物肌腱。

现代人的食物越来越精细，不需要那么强大的咀嚼力，智齿能做到不给人们"惹祸"，就算谢天谢地了。

尾 骨

与阑尾类似的还有尾骨，它是脊椎骨的最后一部分，是从一根长长的尾巴，一天天地萎缩至今。

对于动物来说，尾巴可以提供很好的平衡能力。猴子可以在树枝上闪转腾挪，甚至用尾巴荡秋千，靠的就是强健有力的长尾巴。

其实大部分哺乳动物在生命的某个阶段都有尾巴，人类在子宫里的发育过程中，也带有尾巴的雏形。到了胚胎发展成胎儿的时候，这个尾巴就被身体所吸收，退化成四五块融合在一起的尾骨。

不止如此，对于动物来说，尾巴也是一个集中贮存能量的部位。比如鸭嘴兽和狐猴的尾巴就能贮存大量的能量；绵羊的尾巴就像粮库，又肥又大，里面藏满了脂肪油，甚至有一道名菜叫"羊尾油"。

失去尾巴的人类已经没有那么好的平衡能力了，当然，我们也已经不需要了。

人类选择了大脑的发育。通常，成人的脑重量虽然只占体重的2% ~ 3%，但其要消耗身体总能量的20%左右。尾巴会消耗宝贵的能量，对于不再需要尾巴来生存的人类来说，尾巴是没有意义的。

现在人类已经不需要尾巴了。除了不小心摔跤，一屁股坐到地上，会造成尾骨骨折，其他情况已经无法引起我们的注意了。而且如果你发现宝宝出生的时候有个小尾巴，要立刻就诊，因为这很可能是"脊膜膨出"或"脊柱裂"。

体毛和立毛肌——动物时代的产物

当我们感到寒冷或压力过大时，皮下的平滑肌纤维会不由自主地收缩，为我们带来一身的"鸡皮疙瘩"。

回到远古，当我们生活在空旷的地方时，体毛可以让我们远离昆虫，保持温暖，给我们带来额外的安全感。自从穿上衣服开始，人类的汗毛已经褪去。有毛的人，也要用脱毛膏、剃毛刀把汗毛处理干净。"鸡皮疙瘩"也变成了恐惧、愤怒、惊吓的"副产品"。

但是，人体的毛发还是很有用的：头发可以保护我们的头皮免受阳光的直射；睫毛可以防止汗水流进眼睛；阴毛和腋毛可以缓冲皮肤摩擦；男性面部的毛发有助于体现男性魅力等。

薄弱的腹壁——新老系统不兼容

在很多医院，疝气手术和阑尾切除手术是需求量最大的手术，也是一名普通外科医生需要操作的最基本的手术。

疝气，也就是我们熟悉的"小肠气"，是指人体内某个脏器或组织离开其正常位置，通过先天或后天形成的薄弱点、缺损或孔隙进入另一部位。

最常见的情况就是，小孩子的腹壁薄弱，蹦蹦跳跳之后，男孩肠子从"薄弱口"进入腹股沟和阴囊，再躺下来，肠子又回到肚子里。但这样反反复复不是办法，一不小心肠子卡住回不来了，就可能有生命危险。

于是，我们需要手术，修补这腹壁的"薄弱口"。

人类本不需要承受这种痛苦，怪就怪在，当初人类选择了直立行走。牛、羊、马之类的动物，它们的内脏压力由整个腹腔均匀承受，而人类站起来后，就把压力集中到了下腹壁。孩子的腹壁肌肉薄弱，老人的腹壁肌肉萎缩，都容易出现疝气。

人老先老腿——膝盖

人老先老腿，年纪一大，膝盖往往难以承受压力。需要人工关节置换的老年人近年来也成倍增长。

人类为什么会进化出直立行走的能力呢？普遍的观点认为：人类直立行走比四肢爬行更省力。直立行走比四肢前进要节约75%左右的能量，节约能量也就意味着消耗的食物会更少。

这本来是一个非常有利于人类生存的进化事件，但问题是，当物质丰富以后，人类常常难以控制体重，并且人类寿命延长之后，对膝盖的承重能力也提出了更高的要求。

人类双脚站立和行走时膝盖的负重是体重的1～2倍，上下坡或上下阶梯时膝盖的负重是体重的3～4倍，打篮球时膝盖的负重是体重的6倍甚至更高。

需要了解的是，膝盖是"不可再生资源"，如果使用不当，造成的伤害就是不可逆的。

人类虽然学会了直立行走，但是硬件却还是原来的那些，一些小小的不兼容，是难以避免的。

不仅如此，人体内还有很多走线不合理的地方。

比如输尿管的生理性狭窄，有一处是位于输尿管与髂血管交叉的地方。结石就特别容易卡在这里，结石掉不下来，严重时还需要做手术。

还有一种情况叫做肾静脉受压综合征：人体的左肾静脉、腹主动脉与肠系膜上动脉三条通路挤在一起了。大部分患者为体型瘦长的青少年，这种疾病往往因为他们尿中有血到医院来检查才被发现。

还有一种疾病是胸廓出口综合征：锁骨下动、静脉和臂丛神经都要从这个狭窄的出口走。这时候，谁软弱谁受压。如果神经受压，患者就会手麻；如果动脉受压，患者就会上肢皮肤冷、疼痛、无力或易于疲劳；如果静脉受压，患者就会手部肿胀、发紫。

很遗憾，我们没有办法避免这些"bug"，人体不是上帝设计出来的，而是从猿到人一步步进化来的。这些漏洞其实也是进化的痕迹，就像我们不可能一开始就拥有现在的智能手机和无线网络；就像每台计算机的机箱上都会留下一些常年积灰的接口、光驱、软驱。它们是适应时代（环境）而出现的，随着时间的推移，会逐渐被淘汰，但是如果没有它们，人类无法生存至今。

我们每个人就像每一代的智能手机一样，没有哪一代产品是完美无缺的，新的产品总会淘汰老的产品。我们身上都存在无数的"bug"，也终将被进化淘汰，我们的后代会进化得比我们更好，这是毋庸置疑的。

Dr.X说：

　　也许有一天，生物技术的发展会如理查德·道金斯在《自私的基因》里所言：通过自己特有的方式操控生物，并在这个躯体衰老死亡之前，二话不说就抛弃它，用自我复制的手段，把自己转移到下一个躯体上。但是，在这一天到来之前，还是让我们好好保护自己的身体，与我们并不完美的身体和谐相处吧！

1.4 安全卫士：人体自带防御系统

2020年，新型冠状病毒肺炎在全球暴发，大家变得格外关注免疫力。同样作为密切接触者，为什么有的人发病了，有的人就没事呢？

同样淋雨着凉，为什么你感冒了，别人就没事呢？

吃一样的东西，为什么你拉肚子，别人就不拉肚子呢？

最根本的区别在哪里？没错，就是免疫力。

但是，免疫力看不见，摸不着。

我们到底该如何提高自己的免疫力呢？

人体的免疫系统，可以用计算机的安全卫士来类比。虽然计算机、智能手机使用起来就像基础设施一样平常，但在其系统的内部，却有一个强大而稳定的自我保护系统，抵抗着各种病毒和木马，使其能正常运作。

人体有哪些防御系统

如果把人体比作计算机，那么我们有三层防御系统。

防火墙

第一层防御系统是皮肤、黏膜及其分泌液、细胞膜、呼吸道、胃肠道、尿道和肾脏。它们不仅能够阻挡病原体侵入人体，其分泌物（如乳酸、脂肪酸、胃酸和酶等）也有杀菌的作用。呼吸道黏膜上有纤毛，可以清除异物。

绝大多数病原体难以越过皮肤这道障碍，也就无法进入体内，但是皮肤上开了很多"孔"，比如眼睛、嘴巴、鼻子，因此，勤洗手、少摸脸是非常重要的。当然，这些"孔"也有自己的基础防御方法：吃进去的细菌和病毒会被我们的胃酸消灭；呼吸道的纤毛会把细菌和病毒带走，或者通过咳嗽或打喷嚏的方式清理出去。

系统查杀

吞噬作用、抗菌蛋白和炎症反应，就像是系统自带的杀毒软件。

它们的特点是人体生来就有，不针对某一种特定的病原体，对多种病原体都有防御作用，因此叫做非特异性免疫（又称先天性免疫），大多数情况下，它们可以防止病原体对机体的侵袭。

它们能识别微生物所特有的各种危险信号，释放胞质颗粒中的炎症因子，召集各种免疫细胞至被侵袭的组织部位，启动炎症过程。

比如中性粒细胞，它是非特异性免疫的主力军，主要靠吞噬作用吞噬病原体，然后用各种酶把病原体消化，但是在消化过程中，它自己也很容易被毒死，变成脓液。另外，这种细胞在人体处于感冒状态时会让自身被感染，然后通过鼻涕、痰液的方式，把大量病毒排出体外。

它还有很多小伙伴，比如嗜酸性粒细胞、嗜碱性粒细胞、自然杀伤细胞等。这类"杀毒软件"只能查杀普通病毒，对于某些强力病毒，需要专门的"查杀软件"来处理。

强力查杀

有些病毒太厉害了，我们必须严防死守。比如脊髓灰质炎，也就是人们常说的小儿麻痹症；比如乙肝（乙型肝炎）；比如破伤风、狂犬病等。针对这些可怕的病毒，我们必须单独安装一个"杀毒软件"，一对一地防护。比如接种脊髓灰质炎疫苗，只能预防小儿麻痹症；注射乙肝疫苗，只能预防乙型肝炎。

因为普通的免疫系统搞不定这些病毒，它们一旦侵蚀了免疫系统，就会造成无法挽回的后果，所以从出生起，我们就要接种很多疫苗。

针对某一特定的病原体或异物起作用的免疫反应，就叫做特异性免疫，这种免疫作用是后天产生的。

了解了三层防御系统后，问题来了，到底怎么做，才能提高我们的免疫力，远离疾病呢？

如何提高免疫力

强化防火墙

比如勤洗手，不要摸脸、揉眼睛，戴口罩，保持安全距离。

说白了，就是把人体防火墙的先天漏洞，用人工的方式进行弥补。

提高杀毒能力

这就要求给杀毒软件提供足够的弹药，其中最重要的就是优质蛋白质。张文宏大夫告诉我们"疫情期间，早餐不要喝粥，要每天一杯牛奶"就是这个道理。病原体一旦进入体内，身体就会产生大量的白细胞和病原体战斗。如果没有足够的弹药，再好的士兵和武器也束手无策。

按时接种疫苗

我们平时注射的流感疫苗、乙肝疫苗，包括新型冠状病毒疫苗都是主动免疫疫苗。接种小剂量的病原体，让人体主动产生免疫力，这就叫主动免疫。人的免疫系统会记住这个病原体，只要它进入体内，就会被快速杀灭。

最早的疫苗是英国医生詹纳发明的天花疫苗，天花病毒因此被消灭。此后各种疫苗不断问世。主动疫苗免疫的效果是很明显的，甚至可以让很多人终生对这种疾病免疫。

简单来说，就是让你接触小剂量、不足以发病的细菌或病毒，让机体认识它，当机体再次遇到它的时候，就可以有所防范。

其实，这种机制在生活中也常发生，比如你的家人得了某种传染病，你和他有接触，但是接触的病毒比较少，你的免疫力也足够强，你不但没有发病，反而产生了足以对抗这种疾病的抗体。

正因为如此，很多长期研究感染病学的老教授，都变得"百毒不侵"！

还有一种被动免疫，可以用狂犬病疫苗为例来解释。

狂犬病是狂犬病毒所致的自然疫源性或动物源性人畜共患急性传染病，其典型临床表现为恐水症，故狂犬病又称恐水病。狂犬病初期，患者对声、光、风等刺激极其敏感，而喉部有发紧感，进入兴奋期则表现为极度恐水、怕风、发作性咽肌痉挛、呼吸困难等，最后痉挛发作停止而出现各种瘫痪，可迅速因呼吸和循环衰竭而死亡。

被狗咬伤之前，我们就可以接种疫苗。狂犬病疫苗，可以让体内产生抗体。这种就是主动免疫。

如果你不小心被狗咬了，之前也没有接种狂犬病疫苗，还有一种东西可以帮助你，就是直接在伤口周围注射抗狂犬病的抗体，目的是直接对抗病毒。这就是被动免疫。

这种方式作用时间短，效果相对较弱，但好处是反应快速。

破伤风也是如此。受伤之前，主动免疫即注射含破伤风类毒素的疫苗，可以刺激人体主动产生抗体，通常在社区医院就可以接种此类疫苗。受伤后，注射破伤风抗毒素或破伤风免疫球蛋白，也能使人体快速获得抗体。

有了这三层防控，人体的免疫系统就可以对抗绝大部分的感染性疾病，并且在痊愈之后丝毫不留痕迹。

免疫系统失效会怎么样

有一种病毒是专门攻击人体免疫系统的，对于这样的病毒，我们目前只能通过第一层防护系统来防护，一旦其感染人体，后面的"杀毒软件"就不起作用了。这就是HIV（人类免疫缺陷病毒），也就是一种引起艾滋病的逆转录病毒。HIV感染人体后，病毒会直接侵犯人体的免疫细胞，包括CD4+ T淋巴细胞、单核巨噬细胞和树突状细胞等。失去免疫力的艾滋病患者，都死于一些罕见的疾病。比如肠道的菌群会因为失去制衡导致严重的消化系统疾病；口腔会因为感染白色念珠菌长出白色的毛；各种机会性感染和肿瘤接踵而至，比如钩虫病或者卡波西肉瘤；皮肤的小伤口难以愈合直接导致严重的败血症；普通感冒会迅速发展成肺炎等。

这些疾病，但凡你有点免疫力，都不会发生。

还有一种情况是药物性的免疫抑制。最常见的是器官移植患者为了避免排异反应，长期服用免疫抑制剂，让自身的免疫功能不发挥作用。

这类患者发生感染和肿瘤的概率非常大，医生和患者需要在器官排异反应和免疫力抑制上做出艰难的抉择。

免疫力过强还是免疫力失控

"过敏"这个词你一定听过。有人甚至为此沾沾自喜，误认为免疫力强才会导致这些症状。

免疫系统对无害物质进行攻击时，会出现变态反应，也叫过敏反应。其实就是免疫系统对体内一些无关紧要的分子进行攻击，这种无端的攻击也会损害正常的身体组织，导致严重的症状，比如支气管哮喘、红斑狼疮、过敏性休克等，严重时甚至会造成死亡。

那么，导致过敏的原因有哪些呢？

外因——过敏原

常见的过敏原有以下几种：

（1）常见的吸入式过敏原：花粉、柳絮、粉尘、螨虫、动物皮屑、油烟、油漆等。因此每到春暖花开的季节，有些人就会戴上口罩以避免花粉过敏。

（2）常见的食物过敏原：牛奶、鸡蛋、牛肉、羊肉、海鲜等。你会发现市场上出现了零乳糖的牛奶和无麸质食品。

（3）常见的接触式过敏原：如染色剂、化妆品、洗发水、洗洁精等。当然，注射到体内的很多药物，或者输血，也都可能引发过敏反应。

内因——过敏体质

不是所有人都会过敏，在同样的情况下，有的人过敏而有的人不过敏——这个事实说明，过敏的发生需要内因。其内因就是"过敏体质"。这种说法也不绝对，有一句话说得好：你说你不易过敏，只是因为剂量不够。

你说你对粉尘不过敏，那或许只是因为你对常规空气中的粉尘不过敏，如果你不戴口罩去石材加工厂呢？

还好，过敏反应的特点是发作迅速、反应强烈、消退较快，一般不会破坏组织、细胞，也不会引起组织的严重损伤。

如果过敏发生在呼吸道，则会引起毛细血管扩张、血管壁通透性增加、平滑肌收缩和腺体分泌增多等，让你眼泪、鼻涕一起流。

如果过敏发生在皮肤，则会出现红肿、荨麻疹等。

如果过敏发生在消化道，则会出现呕吐、腹痛、腹泻等。

病情严重的，可能因支气管痉挛、窒息或过敏性休克而死亡。

免疫力可能会害死你

2020年暴发的新型冠状病毒肺炎是自限性疾病，自限性就是自己会痊愈。

这一点和大部分病毒感染一样，比如玫瑰糠疹、水痘、病毒性感冒、亚急性甲状腺炎、轮状病毒性肠炎、支原体肺炎等，都是不用治疗就能自行痊愈。

如果你感冒了，不管你吃不吃药，基本上都是1周左右痊愈。

但是，自限性疾病为什么会导致那么多人死亡呢？为什么会有那么多重症患者？为什么那么多患者需要住ICU（重症监护室），用呼吸机都挽救不回他们的生命呢？

主要原因就是"细胞因子风暴"（cytokine storm）。

首先你需要了解一下细胞因子风暴。

细胞因子风暴，也叫免疫风暴，是指机体被感染后，体液中多种细胞因子大量产生，让免疫系统霎时间火力全开。

各种"武器"一起上：包括TNF-α、IL-1、IL-6、IL-12、IFN-α、IFN-β、IFN-γ、MCP-1和IL-8等。你不需要认识上面那些字母和数字，只需要知道炎症因子大量产生，迅速聚集，作用于患处，就像风暴或者龙卷风一样。

像真的风暴一样，这些本来应该帮到我们的细胞因子，不能准确定向，表现为自杀式的范围伤害。

首先，在感染部位也就是前线的战场会出现：红！肿！热！痛！

运气好的话，免疫细胞会战胜病毒，病人很快可以痊愈。

如果免疫细胞战败，病毒就会越来越多。当然，只要人体"还有一口气"，就会跟这些病毒作战到底，全身继续动员，不仅是局部发热，整个人体也会发烧。

战火从肺部的一部分蔓延到整个肺部，最后让肺部变得千疮百孔。

就像真的战争一样，细胞因子风暴没办法瞄得很准，信息沟通也不够快，只能是大规模轰炸，最后即使病毒被打死了，轰炸也不会停止。

也就是我们在CT（计算机断层扫描）片子上看到的"大白肺"，呼吸功能完全丧失，即使用呼吸机也没有用了。

如果"轰炸"得太厉害，还会损伤肝脏、肾脏，最后多器官功能衰竭，死亡。

不只如此，细胞因子风暴也是一种求助信号，可以动员全身。

好的作用当然是，它可以让全身免疫细胞共同抗炎。但是，为了让免疫细胞更快抵达战场，它让血管壁的通透性提高了，血液出现外渗，也容易出现凝血功能障碍，一不小心人就休克了。

这可以理解为全国动员状态，后方没有调节好，直接导致了内乱。

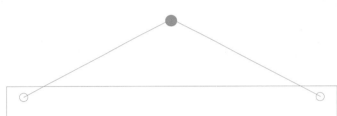

Dr.X 说：

免疫系统看不见、摸不着，平时我们注意不到它的存在，但它却时时刻刻保护着我们的系统安全。它也很娇贵，强了、弱了都不行，稍微出点问题，就会让我们的身体崩溃"死机"。我们也很幸运，每一次和病原体的斗争，都会让我们的免疫系统升级。

"只要打不死我，我就会更强大！"

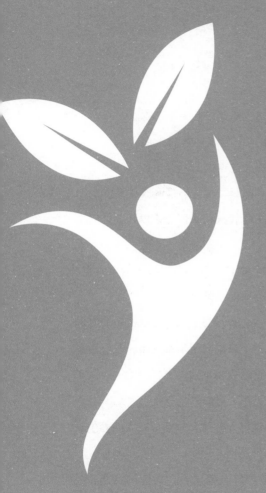

使用规则

硬核养生之道

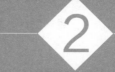
2

2.1　朋克养生——让你玩得更久些?

保温杯里泡枸杞，可乐里面加党参。

吃麻辣火锅容易上火？那就在降火凉茶里涮一下再吃。

月经期想吃冰淇淋？吃红枣味的吧，因为红枣补气血。

聚餐不得不喝酒？那就在啤酒里面泡点枸杞、菊花。

熬夜担心有黑眼圈？敷上面膜和眼膜，再把屏幕调成护眼模式。

这一部分，我们来谈一谈，作为年轻人，我们应该以什么样的态度面对养生。

听起来很可怕，"90后"都已经30岁了，"80后"已迈向40岁大关。

随着年龄的增长，我们的身体也发出了警告。

曾经无辣不欢，现在吃一顿火锅，肛门就痛苦3天；曾经通宵熬夜，第二天依然能生龙活虎，现在一个星期都缓不过劲来；曾经大冬天光着脚脖，现在不用家人提醒，自己就早早地换上了秋裤，还发了一条这样的朋友圈——"穿秋裤是对冬天最起码的尊重"。

即便如此，你依然觉得自己是年轻人，并且对老一辈人的养生观念嗤之以鼻。

对于自己的身体状况，大多数年轻人处于一种无知的状态。但是，你只要把他们的行为梳理一遍就会发现，大部分人都是把身体当作了信用卡或者花呗——提前"消费"。

你知道这钱要还，也知道不必今天还，所以你选择提前用掉它，以后的事情就以后再说吧！

健康重要吗？当然重要。

但是，只要不是明天就面对生死，一切问题又可以放一放。

于是，有别于传统养生方式的新形态养生诞生了，这就是"朋克养生"。

30岁前以命换钱，30岁后再用钱买命

我们父母一辈最普遍的人生轨迹是这样的：30岁前以命换钱，30岁后再用钱买命。

在身体问题面前，老一辈人显得非常悲观。

他们戴着厚厚的护膝，捧着保温杯，有事没事去理疗，甚至去美容院，想要通过"神奇"的仪器恢复青春。

他们有事没事去中医院挂个号调理一下，每年还要去医院检查一下。

他们常常念叨"这个不能吃，那个不能吃"，却将大把大把的保健品灌进嘴里。

听着广告商"把钱留给子女没有任何价值，投资自己的身体才是第一位"的宣传，他们会觉得非常有道理。年轻人曾对他们的行为不以为然，甚至觉得荒谬。但是，一旦到了30岁，年轻人心里又出现了一种深深的恐惧，担心自己有一天也会变成这样，甚至学着父母的养生方式，开始买起了"补品"。

我们希望以自己的方式过完这一生，但最终好像还是要踏上老一

辈人所走过的路。

我知道吃垃圾食品不好，但就是想吃

对于年轻人来说，新时代的健康困局是什么呢？

是被焦虑的情绪所感染！

"996加班，'90后'程序员猝死！"

"不吃午饭的危害，最后一条你一定想不到！"

"癌症开始偏爱年轻人？"

这个时代太让人焦虑，无论你有钱没钱，无论你多大年纪，都有一种潜在的焦虑感在推着你。

在日常生活中你感受不到，但在某些时刻，你却感受到某个地方有一只致命的"蜗牛"在向你缓缓移动。

体检（体格检查）越来越密集，身体被数据化。

在仅仅由你控制的身体面前，一些不好的体检数据在不断地提醒你，健康在离你而去。

"微信运动"的每日步数，运动手环的睡眠检测，健身软件弹出的窗口通知，每天都在提示你要锻炼身体。

但是，健康和快乐往往难以兼顾。

奶茶、火锅不健康，但只有和朋友吃火锅、喝奶茶的时候，你才能畅所欲言。

熬夜、晚睡不健康，但是只有睡前的几个小时才感觉是完全属于你自己的时间。

这种感觉好像有点熟悉。

高考前三个月，你已经复习得头昏脑涨，但是只要你出去玩了一天，就会产生深深的负罪感。

在高考的前一晚，谁都知道现在复习已经没有用了，但又没有勇气把书本彻底放下。

我们每天都不得不在自律的健康和放纵的快乐中做选择，这也是现代年轻人的困境所在。

怎么办？

下面是我的建议。

和自己的身体对话

生活中还有什么能抓住呢？其实什么都抓不住！

只能管住自己的身体。

于是，许多缺乏运动的年轻人，在午休时间和单位里的同事打起了乒乓球；提前下班，去游泳馆游上几圈再回家；又或者不惜重金买装备，加入了夜跑大军。

对于苦职场久矣、自嘲为"社畜"的"80后""90后"，甚至"00后"来说，身体是他们能支配和掌控的全部资产。我们既要用它来换取生活资料，又希望通过保养身体来为内在的精神小世界打好基础。在使用身体之前，不妨先问一句："我的身体还好吗？"

在自律和自由之间把握平衡

如果美食是你的快乐源泉，你就很难管控身材。

如果吸烟可以帮你应对生活的烦恼，那么在吸烟的同时你又多了一些疾病的烦恼。

如果你牺牲睡眠时间，好让自己有更多时间做自己喜欢的事情，那么你要想清楚，你拥有的总时间很可能是一定的。

追逐自由，就要牺牲自律。

有这么一句话："如果你不抽烟、不喝酒、不熬夜、严格控制饮食，甚至像机器人一样生活，你可能会如愿以偿获得长寿，但是如此自律的长寿，又有什么乐趣可言呢？"

作为医生，我当然不应该剥夺大家追求快乐的权利；恰恰相反，我希望帮助大家更好地追求快乐。

这个问题在后面会提到：追求平衡，会让你最大限度地体会到生活的快乐！

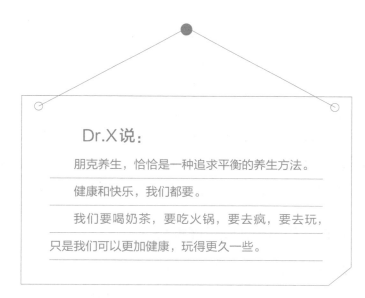

Dr.X说：

朋克养生，恰恰是一种追求平衡的养生方法。

健康和快乐，我们都要。

我们要喝奶茶，要吃火锅，要去疯，要去玩，只是我们可以更加健康，玩得更久一些。

2.2 男女都应该知道的妇科小常识

我曾经看到过这样一个问题：对女性来说，有没有什么比脸蛋和身材更重要的？

有人从才华、金钱的角度给出了精彩的论述，而"点赞"最多的回答只有两个字：健康。

对于这两个字，我无比认同，不管对男性还是女性来说，这两个字都很重要。

前阵子，有位患者来咨询睡眠问题，她的一番话引起了我的注意："这几天来月经，每天都要用掉不下10片卫生巾。以前晚上从来不用起夜的，现在半夜总是忍不住想上厕所，去完厕所回来小肚子依然感觉胀胀的。医生，我这是不是更年期提前来了啊？"

听到这里，我劝她赶紧去做妇科检查。虽然我不是妇科医生，但多年的医学经验告诉我，这种尿频、月经量增多的症状，可能是子宫肌瘤的前期表现。

果然，检查结果证实了我的猜测。还好发现得早，子宫肌瘤还没有癌变。

说到这里，我想到之前一位读者的私信：

　　　　最近总感觉"下面"不太舒服，但我从来没有性生活，更没有男朋友，应该不会患上妇科病了吧？如果真是妇科病，我会被人笑话的……

对于这个误解，我真的不知道说什么好。总有不少人觉得有性生活的人才会得妇科病，甚至将妇科病和"私生活不检点"联系在一起。

还有一部分女性，压根儿就没有把妇科病当成病，忌讳就医。忍到最后，遭罪的还是自己。

其实，我们真的不必把妇科病当作什么洪水猛兽，更不必遮遮掩掩，从而耽误治疗。下面，我就给大家介绍一些关于妇科的常识，不管你是男性还是女性，都希望你能好好读一下。

不是有性生活的人才会得妇科病

阴道炎是一种十分常见的妇科病，几乎每位女性一生都会感染一次或一次以上阴道炎。阴道炎患者的分泌物是白色或透明的，同时还有淡淡的酸奶气味。

如果你的分泌物有奇怪的颜色或者气味，也别慌张，及时就医就好。

更重要的是，没有性生活的女性也是有可能患阴道炎的。这往往和这些女性的生活习惯有关，如卫生巾长时间不换、不注意内裤卫生等。

"月经不规律"可能是你自己吓自己

月经推迟或者提前一两天，有些女性就很害怕，总以为自己是月经不规律。其实不必那么惊慌，我们要明白，月经周期21～35天，持续时间2～8天都是属于正常的。

月经是不是规律，要根据我们的自身情况来看，我们没有必要去追求精确的天数。

自慰并不羞耻

受传统思想的影响，不少人觉得女性自慰是一种羞耻和不守贞操的表现，甚至有人公然抵制、辱骂这种行为。

自慰怎么了？这是一种很正常的生理行为，平时只要注意卫生和频率，没有什么好羞耻的。

没有性生活也有可能感染HPV

HPV就是人乳头瘤病毒，目前已经分离出130多种亚型。不要以为没有性生活，就可以对这种病毒放松警惕了。

HPV除了性传播，还有密切接触传播、医源性感染、母婴传播等传播途径。所以，没有性生活并不代表不会被感染。

另外，需要注意的是，即使你接种了HPV疫苗，还是要把宫颈癌筛查作为预防宫颈癌的措施。

宫颈糜烂不可怕

这个常识我科普过很多次了。不要一看到"糜烂"两个字，就觉得很恐怖。其实宫颈糜烂不是病，而且这个病名在2008年就被废除了。

还有，"糜烂"不是我们理解的"烂"。宫颈糜烂和生活作风、私生活等没有任何关系。宫颈糜烂现在之所以还被很多人熟知，是因为不少私人医院依然喜欢拿这个病名来忽悠没有常识的患者。

红糖水不治痛经

小声说一句：在学医之前，我也一直认为红糖水能够治痛经。相信不少男同胞直到现在还是这样认为的吧？

事实上，红糖水对于痛经是没有缓解作用的。首先，痛经分为继发性和原发性两种。继发性痛经是由妇科病引起的，在这种情况下，只需要治疗妇科病就行。

而原发性痛经是由前列腺素类化学物质升高引起的。在这种情况下，只需要服用止痛药或者短效避孕药就好。

下次另一半痛经时，男同胞可别再傻乎乎地冲红糖水了。

阴道没必要清洗

不开玩笑，阴道有自净功能，在没有疾病的情况下，只需要每晚和性生活前后清洗下外阴。那些被吹得神乎其神的阴道洗液，千万不要乱用。

尿路感染可能和憋尿有关

首先，我们要明白，女性"下体"部位是阴道、尿道和肛门的汇集处。这种构造导致各种分泌物和排泄物会相互"串门"，十分容易滋生各种病菌。

有些女性，平时因为工作或者其他原因比较忙，喜欢憋尿。尿液里含有大量细菌和废弃物，这些细菌和废弃物无法正常排出，会导致其他病菌乘虚而入，这样一来，尿路感染在所难免。

所以，女性朋友平时要少憋尿，多喝点水，稀释一下尿液，冲洗冲洗尿道。有了尿意，就赶紧去厕所。

Dr.X说：

作为外科医生，我说了这么多妇科常识，简直是在"抢"泌尿科和妇科医生的饭碗。

不过没办法，每次看到读者问出傻乎乎的问题时，我就非常着急。总之，妇科病并不羞耻，平时多注意卫生，有问题就去治疗。

2.3　忠告：
接吻一次会交换多达 8000 万个细菌

首先告诉我，看到这个标题，你会不会想起自己的初吻呢？如果初吻还在，请你往下看（毕竟你需要增加点知识了）。

美国性教育学家雀莉·柏德曾说：几千年来，人们对接吻的探索从未停下来，人类学家和生物学家都发现了许多关于接吻的科学。

对于接吻，本人从来没有认真思考过其背后的利弊问题，毕竟爱到深处自然吻。

直到某天，同事小丁气鼓鼓地坐在办公桌前，看起来很是郁闷。热心同事上前询问他为什么生气，谁知小丁的一席话让我在震惊之余陷入了沉思。

小丁：这两天和女朋友吵架了，到现在还在冷战呢！

热心同事：你惹女朋友生气了？

小丁：不是，是女朋友让我很生气。

热心同事：女朋友怎么你了？

小丁：她不愿意和我接吻！

热心同事：你有吃大蒜的习惯？

小丁：女朋友不知道在哪里看到"接吻一次会交换8000万个细菌"的说法，再也不愿意和我接吻了……

这真是一个悲伤的话题，作为医生，我早年间就听到过这种说法。这种说法虽然存在且成立，但最后的结论却是有利的，为什么小丁的女友会不愿意接吻呢？这个问题还真没办法回答！

接吻一次会交换多达8000个细菌

　　这是荷兰应用科学研究院的科学家多年前的一项有趣研究的结果：人类双方在舌吻10 s后，会交换多达8000万个细菌。

　　虽然细菌数量听起来很吓人，但这种细菌传播十分有益，可以促进免疫系统健康。为了验证这种说法，中国台湾科学家也是十分敬业，在研究发表当天便找来了21对情侣进行相关研究。

　　最终结果是，舌吻越久越深，舌吻双方体内的细菌组合就会越同步，越来越相似。这样的话，双方不仅能够相互增强免疫系统，日后，如果双方面对相同或相似的感染症状与食物时，也将具备较强的抵抗力和消化能力。

　　虽然8000万个细菌听起来十分恐怖，但舌头唾液交融后的接吻，明明就是人类所特有的求偶行为，就进化角度而言，这可以帮助伴侣更好地抗击炎症。

接吻的好处

　　是的，接吻有很多好处！那些热恋中的男男女女，应该乐见这一结论，毕竟这为他们光明正大地接吻提供了科学证明！好，满足你们。

减 肥

如果你接过吻，应该会有这样的体验：只要接吻时间久一点，嘴巴周围的肌肉就会酸。尤其你的两个腮帮子，更是有种酸痛感。那是因为在接吻时，人的面部有29块肌肉都处于紧张状态。

接吻时间越久，肌肉的紧张感就越持久，这就像是在进行锻炼一般。说直白点，一次简单的接吻可以消耗2～3卡路里（1卡路里≈4.18焦耳），而一次法式湿吻可以消耗约5卡路里。

美 容

你一定没想到，接吻还可以美容，因为接吻会加速血液循环，对皮肤是积极有利的。（还用什么面膜，接吻它不"香"吗？）

止 痛

接吻行为发生时，人体内会分泌荷尔蒙，而荷尔蒙中往往包含着内啡肽。对医学知识稍有了解的人都知道，内啡肽的作用就是止痛。

接吻的坏处

虽说接吻好处很多，但也别急着去尝试，在尝试前先了解一下下面这些可能由接吻传染的疾病，再决定要不要和另一半接吻！如果读完下面的内容，你仍然义无反顾地要和另一半接吻，那是真爱无疑了。

接吻病

接吻病其实就是传染性单核细胞增多症，一般由EB病毒感染引起。此病发作时，症状往往和感冒很是相似，所以，下次当你以为自己感冒时，请你反思一下自己最近是不是接吻太频繁了。

肝　炎

说肝炎并不准确，因为接吻很难传播肝炎。但如果在接吻时一方嘴巴上有伤口、口腔溃疡等，就有很大概率传染肝炎。

胃　病

这里特指幽门螺杆菌，因为幽门螺杆菌可以通过唾液传播，进而造成胃痛、胃胀等症状。

烂　牙

这里的烂牙指的是龋齿，导致龋齿的主要原因是变形链球菌。变形链球菌可以通过唾液传播，在接吻时，变形链球菌会传播到另一方的口腔中，进而造成烂牙。

接吻冷知识

网上有人说，和瘦子接吻会变瘦。这种说法靠谱吗？对此我的态度是：多喝热水，少做梦！

早前的研究确实证实，胖子和瘦子的肠道菌群存在差异。因而，让胖子和瘦子用互换肠道菌群的方式来达到减肥目的的构思便出现了，听上去似乎很有道理。

但用接吻的方式来互换肠道菌群，真的行不通。毕竟接吻时互换的是8000万个口腔细菌，而不是肠道细菌！

如何正确安全接吻

我说这些，不是想破坏家庭和谐和夫妻关系，也不是嫉妒你们，主要是出于安全和健康考虑。

（1）在对方有急性传染病并处于发作期时最好不要接吻。

（2）对方如果有性传染疾病，并且没有治愈，一定不要接吻。

（3）时刻保持口腔卫生。

最后，教大家一点接吻技巧吧。

接吻时保持目光接触

大部分人接吻都习惯闭着眼睛，其实建立视觉上的联系，能够给双方带来能量。

接吻前深呼吸

很多人在接吻时因为紧张等，会屏住呼吸，其实这样十分不对，不利于唤起激情，更难以做到长吻。最好在接吻前深呼吸，并且和另一半尽可能同步呼吸节奏。

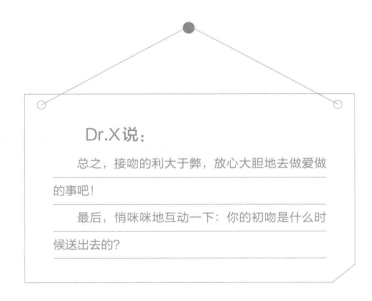

Dr.X说：

总之，接吻的利大于弊，放心大胆地去做爱做的事吧！

最后，悄咪咪地互动一下：你的初吻是什么时候送出去的？

2.4　大大方方谈谈性，不羞耻

这一节主要是写给年轻人看的，虽然现在各种信息唾手可得，但许多年轻人对性的认知仍然非常浅薄。

有一部分年轻男性朋友特别关注自身的阴茎长度。据统计，人类阴茎的平均长度约为15 cm，黄种人大约是12 cm。人的阴茎是所有灵长类动物里最长的，而且是唯一里面没有骨头的。

但是，15 cm在生物界真的只能算是及格水平，因为猪的阴茎平均长度有38 cm，犀牛的有60 cm，长颈鹿的更是长达120 cm。

说到长度，不得不提鲸鱼。世界上最大的哺乳动物果然没有让我们失望，鲸鱼的生殖器才是世界上最长的，平均长度达到300 cm，直径约30 cm，大概就是10颗篮球连在一起的感觉。

阴茎什么时候会停止发育？很遗憾地告诉大家，如果你已经到了16岁，请你低下头看看你的"小伙伴"，因为到你死之前，它就是这样了。

女性真的很在意阴茎的长度吗

调查结果显示，多达85%的女人都满意伴侣的阴茎尺寸，但只有15%的男人对自己的阴茎尺寸感到满意。所以各位男性朋友，自信点好吗？长度对于女性来说并不是最重要的。

再来说说时间，很多没有性生活经验的年轻男孩，非常在意时间。

他们不知道从哪里听来一个名词叫做"早泄"，然后这个名词就在他们脑海里挥之不去。大多数人口中的"早泄"并不是一种疾病。

其实，"早泄"的概念只有人类在用，在其他动物那里都是不存在的。兔子和羊追求的就是速度快，赶紧完成繁衍工作，随时准备躲避天敌的追捕，你能想象它们花半个小时"滚床单"吗？

对于时间的要求，是人类特有的。因为"滚床单"在繁衍上的作用已经被弱化，变成了一种追求快乐的方式。

对于"早泄"的定义，有的是1 min，有的是3 min。其实还是要以伴侣的主观感受为衡量标准，没有绝对的客观指标。

作为男性你要知道，如果对方不够喜欢你，3 h都没用。

下面再说说射精。

男人一辈子会射精几次呢？假设一个男人可以活到80岁，他一辈子大约会射精1万次，不过比较惊人的是，当中大约有7000次都是发生在35岁以前。

所以，年轻人性需求旺盛，也拜托大家理解一下。

美国一位性学专家在一次性学论坛上公布了他的一项发现：性爱频率=年龄的首位数×9。结果一出，众人哗然。

假如某个人今年28岁，那么2×9=18，他10天可以有8次性生活。以此类推，30岁之后，3×9=27，就是20天内可以进行7次性生活。40岁之后，4×9=36，也就是30天内可以进行6次性生活。50岁之后，5×9=45，也就是40天内可以进行5次性生活。60岁之后，

6×9=54，也就是50天内可以进行4次性生活。

没看懂？不要紧！因为这个公式根本不可信。

上述公式是专家通过问卷调查总结出来的经验公式，到如今没有太多科学依据支撑，仅仅可以作为茶余饭后的谈资。

"滚床单"到底有没有好处

有研究表明，每周至少有一次性生活，可以降低30%的罹患心脏病的概率，50%的患中风概率，还有40%的患糖尿病概率。

但是想一想，如果换成每周游泳一次或跑步一次，可能也能达到这样的效果。

长期没有性生活对身体有伤害吗

每天每个男性产生几千万至上亿个精子，它们会在睡梦中决堤而出，或是自然老化、死亡，最后被周围的细胞消耗，重新成为你身体的一部分。

所谓"长期没有性生活，会导致性功能衰退，体质变差"，都是些无稽之谈。

也没有证据表明前列腺炎和性生活的频率有关。性是人类的爱情仪式，我们应该珍惜自己用身体表达爱的能力。

Dr.X说：

　　我希望年轻的朋友们，不要再被一个个弹窗小

广告欺骗，从而失去享受性生活的机会了。

2.5 求你别掏耳朵

对于很多人而言，挖鼻孔、掏耳朵和抠肚脐是人生中的三大乐趣。独处的时候，挖挖鼻孔或者掏掏耳朵，别提有多开心。尤其是在挖出或者掏出一些脏东西后，感觉整个人都轻松了不少。

掏耳朵，又称掏耳屎，自然离不开棉签。作为掏耳朵"神器"，棉签已经慢慢发展成大部分人家中的必备清洁工具。

很多人在享受棉签掏耳朵带来的快感时，全然忘记背后隐藏的危险。

棉签掏耳朵险丧命

前段时间，一名31岁的小伙因抽搐被紧急送往医院。在入院前几天，这名小伙就感觉到左耳疼痛，但一直没重视。

他入院后被诊断为"重度耳部感染"，同时出现记忆力急剧下降等症状。核磁共振检查结果显示，其脑部出现脓肿，外耳道内同时被软组织密度影填满。不久，医生便对其进行治疗，并在其左耳内掏出一大堆与棉絮混杂在一起的分泌物。

医生询问后得知，原来该小伙平时有用棉签掏耳朵的习惯。而这些，都是其掏耳朵时不小心留下的残留物。

没想到，一根小小的棉签在给我们清理脏物快感的同时，还潜藏着这么大的危机。而这并不是棉签第一次"闯祸"了！

为什么掏耳朵会感染

耳垢，也就是我们俗称的耳屎，并不是真正意义上的"屎"，而是耳朵的分泌物。一般情况下，耳垢可以慢慢地从我们的耳道内部向外部移动，在我们平时说话、运动，甚至吃饭时都会被排出体外。

对于那些无法自行排出的耳垢，或者位置比较深的耳垢，如果我们在清理时操作不当或者用力过猛，就有很大可能将它们推入耳道更深处。这个时候，就有可能损伤我们耳道内部的一些敏感组织，造成永久损伤。

再加上我们的耳朵和脑组织距离十分近，一些比较严重的外耳道感染或者中耳炎等都会向脑部蔓延。这样一来，就会引起化脓性脑膜炎、脑脓肿等。如果引发颅内感染，我们的神经元细胞就会异常放电，这个时候，我们最不想面对的癫痫就可能出现。

耳垢有必要掏吗

在此之前，我们需要先了解一下耳垢的作用。耳垢偏酸性，在我们人体中起着润滑、清洁和保护耳道内膜的作用。当然，在我们游泳、洗澡等情况下，耳垢还能阻止水进入耳道。另外，耳垢还可以吸附灰尘，使昆虫和细菌等无法通过我们的耳道，避免耳道受到感染，可以说耳垢作用十分强大。

其实，大多数情况下耳垢都没必要掏，毕竟我们前面也说了，耳垢会自动排出。有人可能会反驳了："我明明感觉自己的耳朵里有很多耳屎，就不能掏一下吗？"还真不建议你掏！

毕竟，如果你操作不当，就有可能将耳垢推到耳道更深处，这不就适得其反了吗？反正，只要耳朵没有明显不适或者堵塞感，就不要去动它。

掏耳朵的风险

越掏越多

这可能是很多人都没有意识到的，其实我们在掏耳朵的同时，会刺激到外耳道皮肤，进而增加耳道皮肤的新陈代谢。这样一来，你掏得越频繁，耳垢就会越多。

耳　鸣

这里指的是短暂性耳鸣，而不是失聪，所以不必太紧张。我们在掏耳朵时，很可能会将大块的耳垢捣碎，这样一来，碎片化的耳垢很有可能会落到外耳道深处，并粘在鼓膜上，此时你的脑部会产生嗡嗡响的感觉。

肿　瘤

如果掏耳勺未经消毒、异物长期存留等，反复刺激，可能会导致外耳道乳头状瘤发生恶变，并且越来越多。

外耳道感染

我们在掏耳朵时，如果操作不慎，很有可能将皮肤划伤，在这种情况下，如果细菌进入伤口，便会引发感染。

正确处理耳垢的方法

一般情况下，我建议用滴耳剂处理耳垢。滴耳剂尽量选用氧化氢、甘油或者是矿物油等。一般只需要滴入两滴，并在耳道内保持2 min，每日滴上两次就可以了。具体如何操作，还是要遵循医嘱。

如果你的耳垢真的很多，并且生长过快，我建议你用软质棉棒处理耳垢。需要注意的是，你只要轻轻在外耳道转动几圈即可，深度不可超过2 cm。切莫用尖锐物体掏耳朵！

如果这些方法都没办法使耳垢排出，或者耳垢堆积过多导致了其他症状，请及时就医。

最后加个小知识：很多人都以为耳朵中的鼓膜一旦破裂，耳朵就会聋了，其实不是。虽然说鼓膜振动是听力传导通路的一部分，但鼓膜破裂也不必太担心。鼓膜破裂只会导致听力下降，并不会聋。

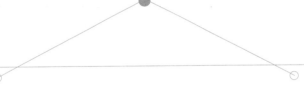

Dr.X说：

不管是耳朵，还是鼻孔和肚脐，我都不建议你轻易去掏、挖、抠。家里有小孩子的，更不要让孩子轻易养成抠肚脐和掏耳朵的习惯，毕竟孩子很难掌握力度，对疼痛感也不够灵敏。

要正确认识我们身体中的物质，并用科学的方法去处理，这才是避免悲剧最好的办法。

2.6 开始运动之前，你需要厘清这些问题

从公元前的古希腊格言"如果你想强壮，跑步吧！如果你想健美，跑步吧！如果你想聪明，跑步吧！"到17世纪伏尔泰的名言"生命在于运动！"，再到19世纪的"更高、更快、更强"的奥林匹克精神，再到关于"运动可以分泌多巴胺、内啡肽、内因子、血清素"的现代科学研究。运动的好处已经不用赘述。即使你有冠心病，只要不在急性发作期，适当的运动也可以促进侧支循环的建立，让你的心脏获得更多的支持。

但是，对于现代人来说，运动面前却横着几座"大山"：饭前多久能运动？饭后多久能运动？是晨练还是夜跑？要不要去健身房？我们该如何开始运动？又该选择什么运动方式？

任何一个问题，都会成为你放弃运动的理由，下面我就给大家逐个解答一下。

运动和吃饭——运动前后如何进食

很多人认为饭后不能运动，其实是因为一个疑虑：饭后运动是否会导致胃下垂、胃食管反流、消化不良。

胃下垂

你肯定对"饭后运动导致胃下垂"这句话不陌生。什么是胃下垂

呢？胃下垂常见于无力型体型的人身上。瘦高的人膈肌悬力不足，支撑内脏器官的韧带松弛，部分胃甚至会下降到盆腔。这和饭后运动没有关系。

胃食管反流

有一种说法：饭后立刻剧烈运动，可能会导致食物上涌，反酸烧心。

实际上，食物从食道进入胃之后，有一个门会关闭，叫做贲门。再加上胃和食管的蠕动功能，即便你倒立，也可以从容地吃下食物，而且不会把胃酸倒出来。

发生反流，主要是因为胃和食管本身的发育缺陷，和运动没有关系。

消化不良

"吃饭之后运动，血液会流到全身，导致消化不良"，这个说法你一定听过。首先我要告诉你，人的消化过程持续时间很长。在正常情况下，干稀混合的食物可以在胃中停留4～5h，在肠道中停留的时间更长。在手术前为保证胃排空，需要禁食至少8h。所以运动时胃里有食物是完全没问题的。人体血液的含量也足够，即使你刚刚去献血，失血10%，也不影响消化，更何况只是活动一下。

所以说，无须担心饭后运动会影响消化。比如散步、慢跑、骑车，只要发生在餐后1h就完全没有问题。

不过，胃里有食物的确会影响腹腔压力，一些增加腹腔压力的活动确实会导致胃部不适，特别是篮球、足球这类剧烈活动，还有杠铃、仰卧起坐等，等待的时间最好能超过3h。

运动后多久才能吃饭呢？

对于健身的人，毫无疑问，运动后需要立刻补充蛋白质，甚至是狂喝蛋白粉，来促进肌肉生长。

那么，如果是普通人，只想吃一顿正常的饭呢？答案是，没有绝对的限制，因为运动的同时可以通过少量进食来补充体力。

问题是，运动后脂肪会持续燃烧，这也是减脂的好时机。所以，这时候千万不要补充升糖指数高的葡萄糖，否则就会错过燃烧脂肪的好时机。

挤出运动的时间——晨练还是夜跑

老年人喜欢晨练，年轻人喜欢夜跑，到底哪种更好呢？

从运动效果来看，有研究人员在对普通人的测试中发现，下午的运动效果更好，但是如果长期坚持在某个时段运动，在任何时候都可以达到最佳的运动效果。

而从减肥效果来看，一夜没有进食，早晨运动更加容易消耗脂肪；或是晚上运动后不加餐的人，整夜睡眠都会消耗脂肪。其实这两种说法都没有足够证据，运动当然会消耗糖原，但是由于机体胰岛素的调节，血糖会一直相对稳定。所以，什么时候运动，效果几乎是一样的。

不过晨练和夜跑依然有自己的一些优劣。

晨　练

可以提高工作效率。清晨运动能提高一天的代谢水平，所以很多人在清晨运动后都会觉得神清气爽。虽然这种感觉一开始很强烈，但在坚持几天后还是会出现明显的衰减。因为晨练牺牲了自己的部分睡眠时间，一开始生物钟会不适应。不过在坚持下来后，精神状态会再次恢复。

需要注意的是，清晨是心脏病发作的高峰时间，哈佛大学医学院就曾对4000名有心脏病史的患者进行过研究。调查后发现，每天上午6—9点是心脏病发病高峰期，心绞痛和猝死也更加倾向于在这个时间段发生。另外，日本学者也曾报道过，心脏病患者在一天内的不同时段对身体负荷的反应是不同的，清晨时的反应最差。所以，清晨运动对有心脑血管疾病的人而言是极其不利的。但是也有研究表明，与不运动者相比，早晨8—10点运动，乳腺癌发病风险会降低26%。

夜　跑

对于年轻人来说早起确实是件难事，因此，晚间运动会成为他们的首选。也有研究表明，晚上7点到11点运动，可以降低前列腺癌的发病风险。但是必须承认，这些关于患癌风险的说法只能作为参考，因为它们仅仅是单个医学中心的研究结果。

除此之外，晚间运动有助于睡眠。因为在运动后1～2h，身体的疲劳感会慢慢显现出来，因此晚间运动后更适合入睡。

要不要去健身房

这些年，健身房在国内可谓四处开花，健身教练也慢慢成为一个不错的职业。

但是，你真的需要去健身房吗？

健身房里当然有专业的器械，有人会告诉你正确的动作。

但是，健身不是必须要去健身房，也并不是付费才能获得。徒手也可以健身，有很多学习健身方法的途径。

唯一的不同是健身房的环境。如果你一个人在家也会抽时间学习和提升自己，那么健身房对你并不是必需的。但是，如果你必须要在自习室才能看书，需要老师和家长盯着才能写作业，那你是需要健身房的，因为你是一个需要氛围的人。

不可否认，大多数人在高考补习班里的学习效果会比自己在家学习更好。但是，健身不是考前突击，接受几个月督促后又彻底放松下来，在健身方面完全行不通。

运动只有进入你的内心，变成你的习惯才有价值，靠健身教练的督促才能运动是非常可笑的。

如何选择运动方式

《柳叶刀》杂志发表的一项研究结果显示，从时间长度来说，每次锻炼的最佳时长应该为 45 ~ 60 min，少于 45 min，则效果减弱，大于 60 min，则不会有更好的效果，而且会产生负效应。

那么最佳的运动方式有哪些呢？

第一名：挥拍运动，如网球、羽毛球。全因死亡率能降低 47%。

第二名：游泳。全因死亡率能降低 28%。

第三名：有氧运动。全因死亡率能降低 27%。

从频次来说，也不用天天练，一周练 3 ~ 5 天、每天练 1 次效果最佳，和持续时间一样，频次过少或过多都容易获得负效应。

如何开始运动

如果你决定明天就要动起来，那么请记住几个小知识点。

循序渐进，慢慢来

没有运动习惯的人，如果强迫自己运动，总是会因为感到辛苦而放弃。前期从散步、健身操等较为柔和的运动做起就会好很多。运动给你带来的内啡肽常常会让你忘了时间，因此，你需要见好就收。过度运动可能会让你连续一周肌肉酸痛，从而无法坚持下来。

开始别想着减肥

没有运动习惯的人，突然消耗大量能量，血糖会无法及时调节，再加上饮食的控制，特别容易出现低血糖的症状。所以刚开始运动时，千万不要想着一次就能减去多少体重。不要想"一口吃成个胖子"，更别想一次变成个瘦子。

不要为了运动而运动

很多人在运动之前，往往会给自己定个小目标。例如，今天一定要跑多少米；今天一定要运动几个小时等。运动是为了愉悦身心，如果它让你感到痛苦，甚至带来严重的身体不适，就得不偿失了。

做好长期的计划

千万不要受了某些健身图片和文章的刺激，立刻放下书去跑步。这样不仅达不到任何效果，而且容易生病和受伤。准备好合适的运动装备，规划好运动时间，一旦开始运动，就不要轻易放弃。

Dr.X说：

减肥和增肌，只是运动作用中浮在水面的冰山一角。运动看不到的作用是精神和心理方面的。在抑郁症、焦虑症的治疗上，医生通常会把运动作为一种治疗方式。排解压力、提高性欲、改善情绪、延缓衰老都是规律运动带来的好处。

所以，不要过于在意减脂或者增肌的效果，更不要太在意体重秤上的数值，只要运动起来，就足够好了。有心栽花花不开，无心插柳柳成荫。

2.7 怎么样才算睡了个好觉

网上有个段子，"孔子曰：中午不睡，下午崩溃。孟子曰：孔子说得对。"

午觉很重要，晚上的睡眠也不容忽视，如果你不小心熬了个夜，第二天就会像行尸走肉一般大脑一片空白。我的美国医生朋友在熬夜做手术之后的第二天告诉我，自己就像一个"zombie"（僵尸）。这种睡眠不足的糟糕感觉，全世界人都一样。

睡不着的原因千千万，在介绍睡眠方法之前，你需要明确三件事。

自己是不是真的需要睡觉

每个人的睡眠时间不同。首先，睡眠并不是必需品，关于人为什么要睡觉这个问题，目前并没有绝对权威的解释。

睡眠时间少会让人变笨，真的如此吗？

每天睡眠超过20 h的考拉，并没有比每天只睡3 ~ 4 h的牛和马更聪明。

许多成功者，每天只需要睡4 ~ 5 h；而每天能睡超过10 h的人，大都是一事无成的普通人。

只要没有疲惫感，千万不要拘泥于睡眠时间，给自己过大的心理压力！

只有睡觉才能排毒

不知道什么时候，这样的睡眠排毒时间表开始流行了起来。

比如，21—23点是免疫系统的排毒时间；23点—凌晨1点是肝脏的排毒时间；凌晨1—3点是大肠的排毒时间；凌晨3—5点是肺的排毒时间；半夜到凌晨4点是脊椎的造血时间；早上7—9点是小肠大量吸收营养的时间；等等。

这个时间表"脑洞"极大，把人体器官分解拆开，仿佛值夜班一样，煞有介事地让它们在各个时段单独值班。但是这样一个表格却被大家在各种群里疯传，成了朋友圈的"爆款"，也成了家长们督促孩子早睡早起的"理论依据"。身为年轻人，只要在身体上有任何的不舒服，都会被家长判定为："睡得太迟！起得太迟！生活习惯不健康！"

比如：21—23点是免疫系统的排毒时间？

免疫系统任何时候都在运作，无时无刻不在保护我们免受疾病的侵害。免疫系统平时都关着，到21—23点打开？你当免疫系统是你家的钟点工？还是定期清洗的抽油烟机管道？

再比如，23点—凌晨1点是肝脏的排毒时间？

肝脏的"解毒功能"其实是一个全天生物转化的过程，比如酒精代谢、药物代谢等。难道中午喝了酒，因为肝脏还没到"排班"的时间，就非要憋着不排，到23点才开始排吗？

别把睡眠不好当成状态不好的借口

人们总是给自己这样的心理暗示：我没睡好，所以今天早上困一点是可以的，精神不集中也是可以的，考试考不好也是因为没睡好！

这种暗示让我们对睡眠这件顺理成章的事情产生了过大的压力。

这是一个恶性循环，有了这样的心理暗示，我们晚上便会更加紧张焦虑，因为你相信今天状态不好是因为昨晚没睡好，如果今晚还睡不好，第二天状态依旧会不好。结果你越焦虑越睡不着，越睡不着第二天状态越不好，睡觉的时候压力就越大。

我记得自己高考前整夜无眠，后来一直认为是那次发挥失常影响了自己的人生。学医之后，我接触了更多知识，才对睡眠有了更客观的认识。

我也失眠过一段时间，夜里大脑像过电影一样，播放着白天的事情，就是睡不着。心态算是很平和：我躺在床上，闭着眼睛，经常换姿势，第二天工作如常。后来我成了外科医生，夜间值班、手术已经是常态，心态也更加淡然。

对于睡不着的朋友来说，如果不是器质性病变，可以先调整自己的精神状态，如果发现确实是由疾病导致失眠，那么需要接受医生的专业治疗。

帮助睡眠的4个小方法

让自己足够劳累

睡眠不好和工作强度有直接的关系。大部分从事体力劳动的人，睡眠质量很好。而从事脑力劳动的人，容易出现入睡困难的情况。生活空虚，比如失业或者退休的人，更有可能被失眠折磨。

最简单的治疗睡眠的处方，就是参考自己的身体状况，试着在晚上去操场跑几圈吧！别在家待着，出去找点事做！这些方法可能有用。

床和睡眠的关系

睡前上床玩电脑，关了电脑玩平板，关了平板再掏出手机。先是舍不得睡，后面就是睡不着了。

"倒床就睡"的前提是，你不是"生活"在床上。医院里长期卧床的患者，大部分都昼夜颠倒。如果你也想在医院长期卧床，那就继续在床上"生活"吧！

不要看时间

睡不着的时候，很多人喜欢看时间。但是，你只要看了时间，就会感觉剩下的睡眠时间更短了，焦虑会更强烈，从而形成恶性循环。所以，告诉自己：千万不要看时间！

不要畏惧药物

"睡不着，调整一下心态吧。"

这句话说起来轻松。

如果你从事令人紧张的工作，又或者处在人生的关键时期，从而导致失眠，那么这是心态方面的问题，当然是没办法说调整就调整的。

实在不行的话，不妨求助于药物。不要被安眠药的副作用吓倒。

安眠药最常见的副作用包括依赖性、反应迟钝、昏昏欲睡、睡眠节律紊乱等，有些可能导致肝肾功能损坏。大剂量的安眠药可能造成呼吸抑制，但那是服用安眠药自杀的剂量，一般人不用担心。

安眠药本来就是让人睡眠的，所以在一定程度上，肯定会导致反应迟钝、昏昏欲睡，然而肝肾功能损坏这种情况的发生率很低，没有肝肾疾病的人不用过于担心！

如何吃安眠药，使用药物时务必遵守医嘱

小剂量

从小剂量开始，比如，每次半片或者1/4片。

起效后不要轻易调整药物剂量。

按　需

预期入睡困难时，在上床前5 ~ 10 min服用；

上床30 min后还是不能入睡时服用；

第二天有重要工作或事情，可在睡前服用。

间　断

每周服药3 ~ 5天，而不是连续每晚用药。

小贴士：睡眠问题有哪些，如何解决

流口水

每个人都会流口水，它不断分泌，也不断被吞咽，大部分人都感觉不到它的存在。但睡觉的时候流口水就不一样了，一般有以下几种原因：

（1）咽炎、口腔炎症：如果发现口水是淡黄色，有咸味，那么表明你很可能患有咽炎或口腔炎症，导致唾液分泌旺盛，有时候还会伴有口腔疼痛。你一定要注意口腔卫生，必要时要及时去看医生。

（2）面部神经炎：我们经常发现，夏季如果吹了一夜空调，第二天早起就可能出现口角歪斜、嘴角流口水的情况。这很可能是面部神经炎导致的面瘫，一定要警觉。

（3）鼻炎：鼻塞、慢性鼻炎、鼻窦炎、过敏等会导致睡觉时用嘴呼吸，口水自然就流出来了。

（4）药物影响：比如酒精会让面部肌肉过度放松，导致流口水。还有一些药物影响，如抗抑郁药。

（5）脑梗死：中老年人脑梗死一个重要的指征，就是口角歪斜、嘴巴闭不严。有高血压、高血脂和高血糖的患者更要注意，出现睡觉流口水的情况应该及时去医院检查。

如果排除了以上问题，那么你很可能是习惯了张嘴睡觉，只能靠多躺着少趴着来解决了。

对了，枕套被口水弄湿后一定要记得更换，否则容易滋生细菌。

磨 牙

磨牙，顾名思义，睡觉的时候牙齿咬动发出声音。研究认为，这是睡梦中大脑部分被唤醒的症状，可能与以下因素有关：

（1）精神因素：精神过于紧张、兴奋，压力大，都容易导致睡觉时大脑难以平静，引起磨牙。这种情况一般是短暂性的，只要调整好睡前心态，磨牙就会消失。

（2）牙齿咬合不好：如果牙颌畸形、缺牙、牙齿过度萌出、单侧咀嚼等，睡觉时潜意识会试图通过摩擦牙齿来获得一个更好的咬合关系，所以就会出现磨牙。

（3）外界刺激：烟酒、咖啡等物质都会在一定程度上加重磨牙问题。

磨牙本身不一定是健康问题，但严重的话可能导致牙齿松动、牙床出血、发炎等后果。睡觉时长期磨牙的人，可以去定制一个磨牙软垫，既可以保护牙齿，缓冲面部关节的压力，又能减轻磨牙声音对别人的干扰。

打　鼾

为什么会打鼾？打鼾的成因主要分为以下几种：

（1）上呼吸道狭窄：鼻炎，鼻腔堵塞。

（2）上呼吸道受到压迫：劳累、饮酒导致面部肌肉过于松弛。

（3）上呼吸道过于干燥：人体缺水，睡眠环境干燥，鼻腔分泌物增多。

打鼾的人通常鼻咽腔比正常人狭窄，在夜间睡眠的时候，气流通过狭窄的地方就会引起组织的震动。有的人打鼾的声音像吹口哨、吹笛子，有的人打鼾的声音像火车鸣笛，还有的人打鼾的声音像天雷滚滚。现在该不会还有人认为打鼾是睡得香的表现了吧？

此外，睡觉打鼾还会增加患心血管疾病的风险。

打鼾严重会导致睡觉时呼吸反复暂停或减少，有时甚至会出现喘不上气的情况。长此以往，不仅睡眠质量差，还可能会增加患高血压、糖尿病的风险，甚至猝死的风险。

如果每晚7 h睡眠过程中呼吸暂停反复发作30次，那么你可能患上了睡眠呼吸暂停综合征。这种病症的发作，可引起患者夜梦惊醒、睡眠质量差、白天代偿性嗜睡、困乏无力，严重时可危及生命。

无论是你自己还是伴侣，如果出现了这种情况，除了改善生活习惯，还可以用正压通气面罩来保证睡眠时的正常呼吸。如若情况严重，可能需要手术治疗。

睡眠中突然一抖

很多人都有这样的体验，在睡觉时身体会猛然抖一下，具体的感觉就是，在快入睡的时候，肌肉不自主地抽动，可能还会产生踩空、坠落感，甚至会惊醒。

对于这种现象，最常见的解释是这样："大脑误认为身体快要死亡了，所以它会发送一个脉冲使身体觉醒。"这是一种错误的说法，实际上，这种现象叫做肌抽跃。

入睡时的肌抽跃还有一个名字：入睡抽动。

在快睡着的时候，大脑皮层大部分神经都处于抑制状态，但是仍然有部分神经比较活跃，会发出一些微弱的运动指令让小腿抽动。入睡的时候，大脑的操控能力是很弱的，所以抑制下肢出现这种条件反射的力量也很弱，但凡神经稍有活跃，就容易出现肌抽跃。

如果身体过于劳累、长期处于高压状态下，也比较容易出现这种情况。

如果你对偶尔发生的抽搐非常反感，或者有情绪不好的体验，那你可以试着通过下面几种方法来调整：

（1）适当放松：长期处于高压的状态下，比较容易出现入睡抽动的情况，所以，控制压力对日常生活来说是非常重要的。睡前看一些轻松搞笑的内容，缓解一下紧张的情绪，把工作和紧张的情绪放一放，就可以睡一个好觉了。

（2）少喝咖啡和茶：睡前如果喝了咖啡和茶，不仅会引起睡眠障碍，出现神经过敏、焦虑失调等情况，还可能引起肌抽跃。如果你对咖啡和茶非常敏感，晚饭后就不要喝了。

（3）多伸展肌肉：肌肉紧张的时候特别容易发生肌抽

跃，在睡前稍做活动，伸伸懒腰，放松一下下肢肌肉，有助于预防肌抽跃的出现。

（4）规律作息：规律的生活方式不仅对身体有许多好处，还会减少入睡抽动。长期熬夜，或者是夜班、白班两班倒，生活不规律的人容易出现入睡抽动。这类人群最好在白天的时候就适量地运动，晚上早睡，从而减少出现这种情况的次数。

（5）使用药物：如果你不仅仅是偶尔抽搐，而且睡眠不好，睡不着、睡不熟、早醒，醒来之后感觉很疲惫，并且这种情况已经持续了几个月，生活作息调整后也不见好转，那么你应该去看医生或者求助药物了。

Dr.X说：

在灵长类动物中，猿类的睡眠质量比猴子高，因为猿类睡在树上特别建造的巢穴中。而猴子大多没有巢穴，不能睡得太深，以免被天敌攻击。人类的睡眠环境，不仅能遮风挡雨、没有噪声，而且连温度都能用空调控制。为了这样安逸的睡眠环境，人类努力了上千年。

所以，朋友们，好好珍惜吧，睡个好觉！

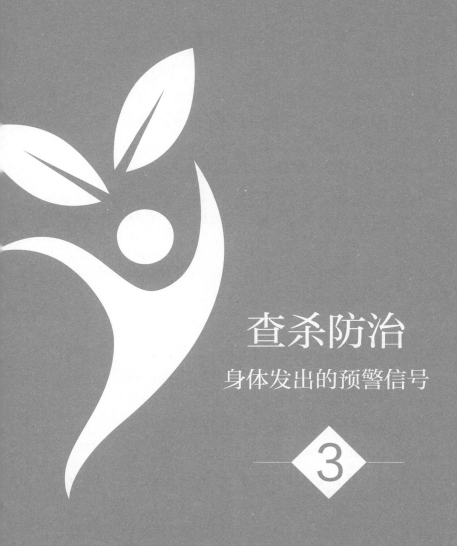

查杀防治
身体发出的预警信号

3

3.1 "久坐一族"该如何自救

一张舒服的椅子、一台电脑就可以让我坐一天！

你的生活也是这样吗？

对于很多人来说，久坐几乎是不可避免的事情了。

上班坐着、吃饭坐着、看电影坐着，许多社交活动也是坐在椅子上完成的，此时的我也是坐在电脑旁狂敲键盘。不知不觉中，椅子好像成了人们的"外部器官"。

虽然我们每天都在做的这个动作，正在悄无声息地伤害着我们的身体，但久坐的危害，却并没有引起人们的足够重视。

坐多久才算是久坐

"久坐"实际上涉及一种长时间的静态行为，其代谢当量（metabolic equivalent，MET）极低。

什么是代谢当量？

1MET=耗氧量3.5 mL/(kg·min)。

例如，人在静坐时MET约为1.0，步行时约为5.0，跑步时约为10.0……

如果MET长期保持在1.0～1.5，就称为长时间的静态行为。在一般情况下，坐办公室、上课、考试、看电视、看电影、玩电脑、打麻将，甚至开车都在"久坐"的范围内。这对于办公室里朝九晚五的白领来说是"标配"，而对于"996"的程序员、职业司机等更是"家常便饭"。

加拿大公共卫生局发出的指南认为：久坐是指每天有 8 h 以上坐着不动。美国糖尿病学会发布的指南认为，坐下超过 90 min，就算是久坐。这个时长仅相当于看一部电影、两集电视剧而已。

静态死亡真的会发生吗

一个 34 岁的男子，因为在网吧连续看了一天一夜的网络小说而猝死，他几乎 22 h 都维持着相同的姿势，最后经法医鉴定，正是由于长期久坐，静脉血液回流减慢，血液黏稠度增加，出现血栓，导致肺栓塞，出现了心肺猝死。

久坐就像吸烟，不是说抽一根烟就能立刻让你患上肺癌，而是日积月累、悄声无息地损伤着你的身体。

于是，就有了这一名词：静态死亡综合征。这个观点在 2004 年的《加拿大运动生理学杂志》中被提出，此后关于久坐的研究论文像雪片一样飞来，研究的核心在于静态生活方式与早死、疾病之间的联系。

久坐是不是一种进化？

从站到坐当然是一种进化。

我们不用像猴子一样在树上活动，还要冒着摔下来的危险。

我们不用像原始人一样，四处奔走，采集觅食。

我们更不用像古代人一样，"锄禾日当午，汗滴禾下土"。

人类经历了数百万年漫长的进化和演变，让我们拥有了"久坐"的权利。

但是，由于进化速度太快，尤其是工业革命之后，办公室工作取代了大部分的体力活动，我们的身体似乎没有准备好。

为了适应久坐的生活，脊柱和身体的其他部位出现了许多变化。

（1）颈椎疼痛：为了看清电脑，颈部不断向前伸。

（2）驼背：腰背部后弓，本来是椅子来适应你，但你的脊椎形态却越来越适应椅子。

（3）脊柱侧弯、高低肩：坐姿不正确，喜欢斜靠，跷二郎腿。

（4）臀部变大：为了降低压强，坐得更舒服，臀部变大。而且臀部血液循环不畅，局部皮肤常常变成暗红色，甚至出现红斑、丘疹、鳞屑。

除此之外，久坐还会带来前列腺疾病和妇科病。

男性前列腺疾病的高发人群包括长途车司机。由于久坐，长期不能改变姿势，他们的盆腔及前列腺因受挤压而充血，血流缓慢瘀滞，对病原体抵抗力减弱，容易诱发前列腺炎。

女性久坐，不仅导致盆腔温度上升利于细菌繁殖，盆腔血液循环情况也不理想，容易引发阴道炎、盆腔炎等妇科病。在生理期，更容易增加患炎症的风险。

在大多数人的认知中，多坐一会儿没啥大不了的："我都坐这么多年了。"其实，当你把腰酸背痛挂在嘴边，肚子上长出了一层层"游泳圈"时，就已经是身体在发布预警信号了。

心脑血管疾病风险高发

人的血液中有很多"代谢废物"，这些代谢废物就像是垃圾，久坐会导致血流速度变慢、血液黏稠度变高，代谢废物很容易附着残留在血管壁上，久而久之就会使得血管壁变硬、变窄，代谢废物越来越多，血管壁就会被堵死，各种心脑血管疾病随之而来，比如中风、心肌梗死。研究表明，久坐会显著提高患心血管疾病风险以及死亡率。

下肢长期不动，也容易出现静脉血栓，血栓一旦脱落进入心脏或大脑都是致命的！

高血糖和肥胖来袭

大量文献说明了久坐与体重、身体质量指数、超重、肥胖、腰围之间的关系，也就是经常坐着办公的人通常会更胖，这一点在青少年身上体现得更加明显。

曾有研究者对37 918名男性与68 497名女性长期跟踪发现，看电视、开车等久坐行为会大大增加2型糖尿病患病的风险。

癌　症

包括乳腺癌、直肠癌、子宫内膜癌在内的多种癌症，已经被证实和静态的生活方式有关。看电视时间最多的人，其直肠癌和子宫内膜癌患病风险分别比看电视时间最少的人增加54%和66%，肺癌患病风险则增加21%，女性绝经后患乳腺癌的风险会增加20%，年龄小于55岁者，增幅则可以达到54%。

我们应该怎么"坐"

写到这里，我想起科幻动画片里的场景，未来的人类，因为太懒，都变成了"球"，坐在轮椅里，每天衣来伸手饭来张口。我们的生活方式越来越智能化、便捷化，但是我们不能允许自己变成那样

"一无是处"的大肉球！

打断静态行为，减少静态时间

久坐数小时不动对健康造成的负面影响，无论你在一天中剩下的时间里如何弥补都是徒劳的。

运动带来的好处不会抵消静态行为带来的坏处，"要么玩命锻炼，要么一动不动"的生活方式并不是最好的，我们应该改变"以静态行为为主的生活方式"。

就像你短时间内抽了一包烟，再去拼命跑10 000 m，根本于事无补！关键在于打破久坐状态，哪怕只是站起来。

除了减少静态行为的总时间，静息过程中穿插间断性运动也很关键。坐着、躺着别太久，不时起来活动一下四肢、蹦蹦跳跳都是有好处的。

就办公室工作而言，我们只需要把原来长达数小时的久坐办公，分割成多个时间片段，条件允许的话，可以用"坐站交替"的办公方式，或者起来倒杯水、上个厕所，帮助缓解久坐的危害。

包括亚马逊在内的许多美国公司，早已设置了"站立办公区"，来减少久坐对员工造成的健康危害。如果你们公司允许站立办公，你也可以考虑买一个电脑升降架之类的，站着办公，或者站立和坐着办公轮换。

在日常生活中，出门不要总是开车，路程较短时，可以尝试走路过去，没事的时候，不要总是窝在床上或是沙发上，起来走一走，对健康都是很有帮助的。

寻找身体平衡

走上工作岗位后，大部分男性都会"发福"，生完孩子之后，大部分女性也会难以管理身材。

你不妨评估一下，和几年前的自己相比，你的力量和耐力是变好了还是变差了。

如果你觉得这和你的工作方式有关，而你又无法改变这种工作方式，那么你可以通过业余时间的体育锻炼来寻找身体的平衡。

比如，每周保持2～3次运动，日常增加活动量。羽毛球、乒乓球等体育锻炼都是不错的选择，慢跑、快走、游泳更是全身运动的好方式。

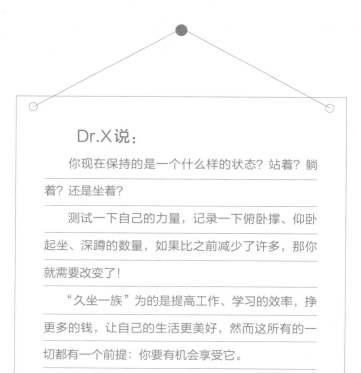

Dr.X说：

你现在保持的是一个什么样的状态？站着？躺着？还是坐着？

测试一下自己的力量，记录一下俯卧撑、仰卧起坐、深蹲的数量，如果比之前减少了许多，那你就需要改变了！

"久坐一族"为的是提高工作、学习的效率，挣更多的钱，让自己的生活更美好，然而这所有的一切都有一个前提：你要有机会享受它。

3.2　被忽视的眼睛健康

从来没有哪个时代的人，比现代人眼界更开阔，但也更透支眼睛的健康。各种大大小小的屏幕在你眼前，打开了一个全新的世界；"眼花缭乱"也从一个夸张抽象的形容词，变成了我们有着切身感受的生理现象。总是听到身边的人说"眼睛好干，像针扎一样""最近熬夜，满眼红血丝""看一天电脑，眼睛都糊了"。上班对电脑，下班刷手机，娱乐玩平板，一天下来，眼睛超负荷运转，难免疲惫不堪。能看见东西似乎是理所当然的，在眼睛还能使用的时候，很多年轻人根本不会注意到它是否健康。

下面说说眼睛最常遇见的问题。如果你有以下症状，就要去眼科检查了。

视力下降

视力是我们最关注的，而视力下降也最容易引起我们的注意。视力下降又分为很多种情况，如果突然失明，你要考虑较为严重的病因，比如视网膜动脉阻塞。缓慢进展的视力障碍则可能是屈光不正，或者是白内障。

视物变形或变色

看东西弯曲变形，把直线看成了弯曲的线，出现了扭曲的情况；

有时是看东西变暗，或者发红、发黄，这些表征可能暗示着黄斑变性。糖尿病、高血压患者易发作此病。

飞蚊症

眼前有飘动的小黑影，形状不一，有点状、线状、蚊子样、蜘蛛网样等，看白色、明亮背景时更明显。这就是"大名鼎鼎"的"飞蚊症"。

正常人注视白色物体或蓝色的天空时，可以发现眼前有飘动的小点状或细丝状浮游物，有时闭眼亦可看到，但客观检查却不能发现任何玻璃体的病变，此种现象被称为生理性飞蚊症。

一般认为，这是玻璃体皮质的细胞或行走于视网膜血管内的血细胞在视网膜上投影所致。但是，如果出现以下症状，就要及时就诊：有异常闪光、短时间内飞蚊不断增加、视线有被遮挡的感觉。这些表现说明眼睛有了器质性的病变，需要立即就医。

闪光感

眼前有闪电一样的感觉，也有可能是光点或光环，持续时间长短不一。如果单单出现闪光，那可能是玻璃体视网膜牵张的结果。患者感受到的闪光正是视网膜张力过高，受到刺激而发生的。

如果出现闪光感、眼前黑影飘动、视野被遮挡、视力下降，在某一个方位看不清的话，就需要注意了，这可能是出现了视网膜脱离。临床上，视网膜脱离肯定是越早治疗越好，如果错过了治疗时机，等待患者的可能是永久性失明。

眼睛痛

眼睛疼痛一般是出现了眼干燥症或者结膜炎这样的问题。畏光有时也会被患者描述成"眼睛痛"，但也要考虑眼内炎症，比如葡萄膜炎。眼内有异物感，一般也会被描述为疼痛，这种情况提示我们，眼内可能真有异物，但也可能是角膜有损伤或者眼干燥症。

闭角型青光眼也会被描述为眼眶内疼痛，但是它一般还伴随其他症状，比如视物模糊、恶心等。

复 视

看东西出现重影，通俗讲就是把一个东西看成了两个。这样一来，患者走楼梯时容易因踩空而摔跤。如果患者只是在一天结束的时候发生复视，可能是眼睛疲劳引发的生理性的症状。如果复视严重了，就需要到医院就诊。

眼睛出血

这种情况一般被称为眼表血块。专业上我们称其为"结膜下出血"。结膜是覆盖在眼睑后面和眼白部分(巩膜)的一层薄而半透明的黏膜，其中盖住眼睑的部分被称为睑结膜，盖住巩膜的部分被称为球结膜。结膜内含有丰富的微丝血管，如果这些微丝血管破裂，血液流出，积聚在结膜和眼球之间，就被称为结膜下出血。由于球结膜呈透明状，当发生出血后，眼白部分呈现一片鲜红，看上去非常恐怖。外力撞击、不由自主地揉眼睛，都可能让你一觉醒来拥有红红的"兔子眼"。但如果不是眼球结构的重度损伤，"兔子眼"一般对眼睛和视力影响较小，并不需要特别治疗，血块可以自行被吸收。如果是经常性的结膜下出血，你可能要考虑是否有高血压或其他凝血功能障碍方面的疾病并及时就医。

如何拯救被眼镜封印的"颜值"

以上症状都没有，我只是有点近视。目前中国近视患者多达6亿，路上的行人基本上一半都是近视眼。戴眼镜的诸多不便暂且不说，最关键的是它封印了我的"颜值"！

隐形眼镜

并不是每个人都适合戴隐形眼镜，如果你眼睛有炎症、眼干燥症、眼压过高或其他眼病；或者你有严重糖尿病等全身疾病；或者你长期处于烟雾、粉尘等工作环境，我都不建议你戴隐形眼镜。

戴隐形眼镜的小贴士

记住，一般戴镜时间不要超过8h，尤其不要戴着过夜！

戴镜和取镜前要先洗手，如果要化妆的话，就先戴镜后化妆，先摘镜后卸妆。

无论是隐形眼镜，还是隐形眼镜护理液，一定要在保质期内使用。

近视矫正手术

提到近视矫正手术，第一个浮现在你脑海的问题大概是：为什么眼科医生自己不做近视矫正手术？

近视矫正手术是有条件的：

（1）年龄在18周岁以上。

（2）最近两年的屈光度稳定。

（3）近视度数最好不超过1500度，散光度数不超过600度，远视度数不超过600度。

（4）眼睛无活动性的疾病等。

（5）角膜的厚度要大于450 μm等。

手术有没有后遗症

首先我要告诉你，没有一种手术是完全没有风险和后遗症的，但所谓的并发症目前都是可控的。目前近视矫正手术主要有两大类：一是作用于眼角膜的激光矫正手术；二是眼内植入晶体手术。

各国征兵时都不排斥近视矫正手术，美国国家航空航天局也允许宇航员做角膜屈光手术，何况是作为普通人的你。因此，你的重点是，要选择正规的眼科医院。

无论做什么手术，患者都会问：手术之后会不会复发？对于这个问题，有一句话说得很好：10年前你并不近视，假设我们这个手术可以媲美时光倒流的效果，没有任何的风险和并发症，让你像10年前并不近视的自己一样，接下来情况会怎么样呢？ 10年过去了，你依然从不近视变成了严重近视。所以说，手术之后会不会复发，最关键的是看你手术之后的用眼情况。

想要解锁被眼镜封印的"颜值"，隐形眼镜和屈光手术各有利弊，希望以上内容能让你少交一些"智商税"，多培养用眼的好习惯。

如何延长眼睛的使用寿命

记住以下两招就够了。

多眨眼睛

排名第一的不是避免辐射，也不是控制距离，而是多眨眼睛。你用眼时看得太入迷，忽略了眨眼，眼睛表面干燥，时间长了，自然会出现干涩、畏光、酸胀等情况。有些因为动眼神经损伤导致眼睛不能闭合的患者，每天晚上睡觉的时候，必须在眼球表面涂上一层眼膏进行保护，否则就会发生角膜溃疡。因此，眨眼是眼睛最强的自我保护功能。千万不要小看了这个动作，每次眨眼睛的时候，泪液会布满眼球表面，湿润眼球，一般每5秒眨眼一次就可以了。可以有意识地眨眼已经很不容易了！

一般人是不会有意识地眨眼的，因为千百年来人的眼睛从来没有像今天这么忙碌过，从来没有这么多看不完的信息，所以是时候养成多眨眼的好习惯了！

在写下这些文字的时候，我已经在刻意地眨眼了，希望你也能做到。

户外活动

户外运动本身看上去和眼睛没有直接的关系。但是有研究报告显示，每天2 h的户外活动可以降低近视的发生率，在儿童和青少年时期效果尤其显著。目前其作用机制还不明确，研究猜测，这可能与紫外线激活了依赖多巴胺的视网膜细胞有关。

增加户外活动时间，可以预防儿童、青少年近视的发生，并能减缓屈光度的漂移。如果儿童、青少年每周的户外活动时间增加1 h，其近视发生率可下降约2%。

出门、上车、工作、回家，问一下你自己有多久没有眺望远处了。我们平时看书、看电脑、看手机的时候，眼睛距离书本、屏幕的距离都差不多，这特别容易让眼部肌肉疲劳，使眼睛看远的功能逐渐衰退。唯有户外视野开阔，可以给眼部肌肉一个放松和调节的机会。研究还表明，预防近视和户外运动的强度、形式关系不大。也就是说，即使你不能每天跑步、踢球，在户外散步、骑车，对眼睛也有极大的好处。

即使做不到以上这些，你还可以遵循"20-20-20法则"，用电脑时每隔20 min就连续眨眼20 s，然后看6 m以外的任意物体20 s。

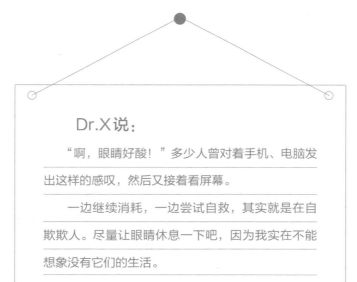

Dr.X说：

"啊，眼睛好酸！"多少人曾对着手机、电脑发出这样的感叹，然后又接着看屏幕。

一边继续消耗，一边尝试自救，其实就是在自欺欺人。尽量让眼睛休息一下吧，因为我实在不能想象没有它们的生活。

3.3 有些人年纪轻轻，膝盖却先"死"了

人老先老腿，走路姿势的衰老，准确地说是膝盖的衰老和疼痛，会让人看上去老10岁。

一个成年人的身体由206块骨头支撑，关节就是两块骨头之间的纽带。每个关节都是由纤维结缔组织、软骨与骨连接形成，外面包裹着关节囊，与关节构成了一个封闭的关节腔，这个空间里存储着关节滑液，可以起到润滑、缓冲的作用，使得我们能够活动自如。

要说最容易坏的关节，那就非膝关节莫属了！

看上去非常结实的膝关节，其实是一个演化并不完全的结构。从四肢行走到双足行走，人类的膝盖并没有准备好承受这么大压力。

站立和平地走路时我们的负重是体重的1～2倍，上下坡或上下楼梯时是体重的3～4倍，跑步时大约是体重的4倍，蹲和跪时大约是体重的8倍。

所以，膝关节也是人体所有关节中，最容易衰老和出现各种疾病的部位。据统计，目前我国骨关节疾病患者约占人口总数的10%。中国人的预期寿命大约是80岁，而膝盖的使用年限很难达到80年。这就导致在生命的后半段，很多人要么拖着快要报废的膝盖勉强度日，要么得接受膝关节的置换手术，用人工膝盖"走完"余生。

我们是如何摧残自己膝关节的

婴儿刚出生的时候是没有整块的膝盖骨的，随着时间的推移，他们才慢慢形成了完整的膝盖骨，开始了站立的生活。没想到，一站起来，我们就开始"伤害"膝关节了。

体重增长

体重每增加 1 kg，走路时，膝盖承受的重量就增加 3 kg，跑步时，膝盖承受的重量就增加 10 kg。另外，我们上山时本就已经给膝盖加负了，下山时膝盖还要承受不亚于锤击的冲击。超标的体重给关节带来了沉重的负担。有资料显示，40 岁以上的人，身体里承受重量的关节都会发生改变，所以超重的风险不言而喻。

长期消耗

久坐不动会降低关节滑囊的营养传递，让膝关节慢慢变得僵硬。

肌肉力量不足

膝关节周围的肌肉（尤其是大腿前侧的肌群，股四头肌）是维持膝关节稳定的重要结构。如果肌肉力量不足，单靠骨骼关节来"硬碰硬"，就太残忍了。

运动模式错误

膝盖的"设计"本身是前后屈伸的关节，它不像手腕可以往多个方向转动。正是因为这个"设计"，许多需要急停、急转的运动对膝盖非常不友好，如果经常从事这类运动，但没有加以热身和恢复，真是对膝盖的毁灭性打击。

如何判断膝盖有没有问题

年轻人：单腿下蹲实验

在没有任何负重，也不借助外力的情况下，一只腿站立，膝盖稍微弯曲，另一只腿弯曲，脚尖略高于地面，然后整个身体尽量往下蹲，这个过程要缓慢进行，尽可能保持身体平衡。几秒钟后，再站立回到初始姿势。

如果动作不连贯、感觉酸胀，说明你平时比较缺乏锻炼，身体平衡性不好；如果下蹲站起过程中，膝关节出现疼痛感，那就意味着你膝关节不正常，应该尽早就诊。

老年人：30 s坐起测试法

你只需要坐在普通的椅子上，以最快的速度站起、坐下，记录在30 s内能做多少次即可。如果少于8次，很可能是你的膝关节出现了问题。

除此之外，膝关节炎最常见的发生部位就是髌骨，如果你在放松状态下按揉髌骨时，有发酸或隐隐作痛的感觉，那么可能预示着你的膝关节出现了问题。

保护膝盖小妙招

其实，膝盖本身有自己的保护系统，我们要做的只是进一步完善。

关节实际上是一个容器，关节囊里充满的滑液具有足够大的液压，这里的液压缓冲就是第一道保护。滑液的特点是：用得太多，就会不够用；用得太久，就无法持续产生。由于年龄增长或者外来冲击太大，液压缓冲也有不足的时候，这时候就要由膝关节软骨来承受压力，软骨可以让每次碰撞"软着陆"，但是随着不断地摩擦，软骨也会越来越薄。这就要求我们合理地使用这块软骨，给软骨再生的机会。韧带和肌肉互相协同配合，让关节在各自的活动范围里能达到最完美的稳定性和灵活性的平衡。这就要求更强大的肌肉力量给膝关节减负，并使用正确的姿势来避免损伤。下面是给大家的一些建议：

减轻体重

减轻体重，能极大减少对负重关节的负担，降低磨损。

规律锻炼

对关节最健康的运动方案是：运动前热身 10 min，每天进行 30 min 中等强度的体育锻炼，每周不少于 3 天。最好的锻炼方式是骑车、游泳等。一开始，单次体育运动不要超过 1 h，每周慢慢增加你的运动时间和强度，每周的运动时间和强度增加量不要超过 10%。

保证营养

30 岁以后，人体的钙质开始流失，这时候，除了要补充足够的钙，还得多晒太阳，如果你很少进行户外活动，可以吃一点维生素 D 补剂。

注意姿势

平时生活中，应避免负重太多。腿部肌力不够强的人要少爬山；长期需下蹲干活的人，要坐个矮凳子，这样可以有效"延长"膝关节寿命；久站不动的人，要刻意动一动。

避免受伤

当关节有酸痛不适时，表明它出了问题，可能是运动过多，也可能是缺乏运动导致的。千万记住，疼痛就是提醒你停止运动的信号。此外，在运动时，你要有一双对足弓和脚侧面有牢固支撑的鞋，如果鞋底部已明显有磨损，就应该换一双鞋。尽可能带一副护膝，它可以有效地降低膝关节损伤的风险。

正规治疗

年轻时膝盖受过伤，是年老后骨关节炎发生的主要原因之一。膝关节结构复杂，伤情也复杂，但无论是软骨伤、半月板伤，还是韧带伤，如果不及时处理，都会有严重后果。

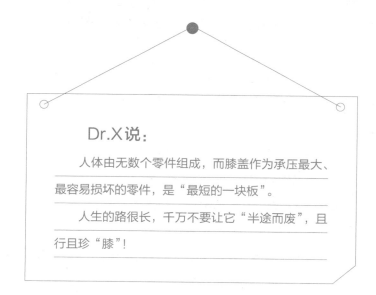

Dr.X说：

人体由无数个零件组成，而膝盖作为承压最大、最容易损坏的零件，是"最短的一块板"。

人生的路很长，千万不要让它"半途而废"，且行且珍"膝"！

更年期年轻人：身体漏洞修复指南

3.4　猝死频发，你的心血管健康吗

学生熬夜看世界杯猝死，年仅21岁。

1993年出生的医学生值夜班，晕倒后再也没醒过来。

35岁的上班族在地铁内猝死。

25岁的快递小哥在电梯内倒下再也没起来。

……

近段时间也发生了如下事件：二胎妈妈熬夜玩手机，猝死在床上，被发现时手里拿着手机，眼睛依然盯着屏幕，一动不动，身体已经没有了温度……

作为三个孩子的父亲，我深有体会。妈妈照顾孩子很辛苦，一般到了晚上孩子都睡着了，才有空玩会儿手机，长期睡眠不足加上劳累过度，心脏已经承受不住了。

这些人平常看起来很健康，猝死的原因却都来自心脏，大多数情况下是心源性猝死（sudden cardiac death, SCD）。

心源性猝死是指由心脏问题导致的突然死亡。

心源性猝死曾经被认为是急性症状发生后即刻或者24 h内发生的意外死亡，现在医学界更倾向于把猝死时间定在发病1 h之内，它有三个特点：死亡急骤、死亡出人意料、自然死亡或非暴力死亡。

患者在生前有或没有心脏病表现，其发生的时间是无法预测的。

据国家心血管病中心统计，我国每年心源性猝死者多达 55 万，相当于每天约 1500 人因心脏骤停而离世。

你的心脏功能如何

如果你有以下症状，就要及时检查心脏了。

脖子有青筋

从锁骨延伸到耳垂的方向有凸起的一条血管，叫做颈外静脉，大约小指粗，一般看不见，但是如果你最近可以看见它了，则很可能是右心功能不全。同时，如果你嘴唇发紫、舌头发紫，也要提高警惕。

下肢总是肿

下肢出现水肿，往往是心脏功能不全导致静脉血回流受阻的表现，多发生在中老年人身上。

上楼喘粗气

运动是检测心脏功能的快捷指标。心脏功能分为 1 ~ 4 级，4 级最差。如果你上个楼就气喘吁吁，那么你的心脏功能已经是 2 级或者 3 级了。

胸口有闷痛

心脏作为人体最勤勉、从不休息的器官，最怕的是什么？

缺氧。稍有心脏供氧不足就会出现胸部的疼痛不适，如果你常常胸口痛，就要警惕心脏病。如果你突然心脏剧痛，那么你很可能是心肌梗死！

睡觉睡不够

心脏功能不好的人，由于全身供氧不足，组织、细胞都处在缺氧的环境中，常常会分泌更多的乳酸，使人长期处于疲乏状态，什么事都不想做，就想睡觉。

如何检查心脏

如果已经有了以上症状，你就要去医院进行检查了，心脏科的医生有三大法宝。

心脏彩超

心脏彩超能动态显示心脏结构、心脏搏动和血液流动。

心脏有四个房间——左心房、右心房和左心室、右心室，房间与房间之间靠"墙壁"（心肌）隔开，门（瓣膜）是血液在房间中穿行的通道。

有些人出生时，房间的墙壁上就有洞口——房间隔缺损、室间隔缺损，这就是大家常说的先天性心脏病。

有高血压的病人，由于长期高压力负荷，心肌变肥，墙壁会越来越厚，这是高血压心脏病。

有些人因为感染，导致房门合页生锈——瓣膜狭窄或关闭不全，房门不能顺畅打开和闭合，影响了血液的正常流动，这就是心脏瓣膜病。这些都能通过心脏彩超看出来。

心电图

心电图主要用来了解心跳的次数和节律。

正常人的心脏每分钟跳动 60 ~ 100 次，一般来说，少于 60 次是心动过缓，多于 100 次是心动过速。

正常人的心跳会像时钟一样精准，如果时而快，时而慢，就是常说的心律失常了。

如果心跳节奏乱了，就会表现出心慌心悸、胸闷气短、疲劳乏力，甚至会头晕昏厥。

有的时候，心律失常不是持续性的，普通心电图仪无法捕捉，这时候就要用到一种可以带在身上的小盒子——动态心电图仪，一天内任何时候的心律失常都可以被"抓住"！

冠脉造影

冠状动脉是供应心脏本身的血管，在造影剂的协助下，通过 X 射线，医生可以清晰地看到冠状动脉的情况。

一般来说，随着年龄的增大，冠状动脉会越来越不通畅，糖尿病、高血压、血脂异常、吸烟等会进一步加速这个过程。

如果冠状动脉堵了 50% 以上，那么机体在激动、劳累等情况下，会出现以胸痛为主要表现的各种临床症状，这就是传说中的"冠心病"了，这时候就要吃药控制。

如果冠状动脉堵了75%以上，加上胸痛、胸闷的情况很明显，那么就需要把狭窄的血管撑开——这就是"支架"，或者把其他地方的血管移植过来——这就是"搭桥"！

一则又一则惨痛的新闻，一个又一个人的离开，也给我们敲响了警钟——预防是挽救心源性猝死病人的关键。

猝死可以预防吗

"猝死"的意思是之前没有严重的症状，但出现了心脏骤停。这个名字就决定了它很难预防。特别是平时身体不错的年轻人，一旦猝死，整个家庭都会轰然倒塌。

记住以下这些措施，我们就可以在很大程度上降低猝死的风险。

定期体检

传统上来看，老年人是各种心脑血管疾病的高发人群，而现在，年轻人的工作、生活压力大，也容易患冠心病、高血压等疾病，所以大家应定期到医院进行体检，及早发现，及早治疗。

保证睡眠

少熬夜，工作节奏不可过快，工作时间不宜过长。长期过度疲劳或精神紧张会使机体处于应激状态，导致血压升高、心脏负担加重，使原有的心脏病加重，即使原来没有器质性心脏病，也会引发心室颤动（简称"室颤"）。

减少温差

桑拿、汗蒸对于有心脑血管隐患的人群是极其危险的，夏天空调温度不要调得过低，到了冬季，秋衣秋裤、毛衣毛裤该穿就得穿。

适当运动

"适当"的意思是，要动起来，但也不要运动到心肺承受不了的地步。别总窝在沙发里，做点家务活儿，也算是轻量级的活动。

清淡饮食

即使你不需要靠"颜值"吃饭，也请保持健康的生活方式，避免高油、高盐、高糖饮食，戒烟限酒。

Dr.X说：

　　大约1/3的心源性猝死存在预警征。主要是本身心脏疾病的不稳定，进而导致心脏生物电活动的不稳定。

　　冠心病、心肌病的患者以及有过心力衰竭既往史的人猝死的发生率将比一般人群高 5 ~ 10 倍，属于猝死高危者。

　　随着生活节奏的日渐加快，熬夜、加班、带娃等使得处于这个时代的我们倍感疲惫。

　　如果心脏——这个人体最不怕累的器官累了，后果将是毁灭性的。

3.5 认识 HPV 疫苗，远离宫颈癌侵害

接种 HPV（人乳头瘤病毒）疫苗是预防宫颈癌最好、最有效的方法，这无疑是一个好消息。

世界卫生组织调查显示，宫颈癌已经成为仅次于卵巢癌的女性第二大"杀手"，每年全球范围内的新发病例达到60万，死亡约30万，这意味着：平均每分钟检查出一例宫颈癌患者，每2分钟就有一名女性死于宫颈癌。

国产疫苗的上市与预约接种，对广大中国女性而言是一种福音。在欣喜的同时，我也注意到一个问题，就是目前接种 HPV 疫苗还不是特别容易。

全国政协委员、北京市政协副主席、北京市医疗保障局局长于鲁明曾提案，建议将 HPV 疫苗纳入国家免疫规划（9 ~ 14岁女孩免费接种），努力将宫颈癌对我国女性的威胁降到最低。

当 HPV 疫苗覆盖率达到40%时，就可以减少所有女性（包括未接种疫苗的女性）约60%的 HPV16、HPV18感染风险，当覆盖率达到80%以上时，可以降低所有女性93%以上的 HPV16、HPV18感染风险。

若男性、女性同时接种，当疫苗覆盖率达40%以上时，就可以减少所有女性（包括未接种疫苗的女性）约75%的 HPV16感染风险。

世界卫生组织早前就提出了"2030年全球消除宫颈癌"目标，即15岁以下的女孩接种HPV疫苗的覆盖率达到90%以上。

可是，据统计，目前中国接种人群中9～14岁女孩1%都不到！与我国不同的是，目前全球已经有104个国家将HPV疫苗接种纳入常规免疫计划，这是十分值得学习的。

美国疾病控制和预防中心推荐接种对象是11～12岁女孩和男孩，也可以从9岁开始，并由医保和儿童疫苗项目负担疫苗费用。

在英国，对于九年级的学生，很多地区都实现了85%～90%的HPV疫苗覆盖率。

苏格兰自从2008年起，以学校为基础，12～13岁女孩的HPV疫苗接种率已经达到90%，未接种疫苗的女性的HPV感染率也出现了下降，这表示人群中产生了群体免疫作用。

就连非洲国家卢旺达，HPV疫苗接种率也高达93%。

这次于鲁明委员提出的建议，无疑具有划时代的意义，我们也期待HPV疫苗早日纳入国家免疫规划。下面我们重点介绍关于HPV疫苗的一些问题，为对此有困惑的读者排忧解难。

"二价""四价""九价"是什么意思

"价"就是该疫苗可以针对的HPV病毒类型，价数越高表明疫苗可以预防越多的HPV病毒类型。

二价疫苗一般可以预防HPV16和HPV18，这两种病毒是高危型的，有数据显示，超过70%的宫颈癌都是由这两种病毒引起的。

四价疫苗则可以预防HPV6、HPV11、HPV16和HPV18，一般四价疫苗更适合20 ～ 45岁的女性。

九价疫苗则可以针对更多的病毒，其针对的病毒有HPV6、HPV11、HPV16、HPV18、HPV31、HPV33、HPV45、HPV52、HPV58，可以预防90%的宫颈癌。当然，九价疫苗也是最昂贵的。

如何选择适合自己的疫苗

一般，二价疫苗适合9 ～ 45岁，四价疫苗适合20 ～ 45岁，九价疫苗适合16 ～ 26岁。当然，并不是说不在这个年龄段就不能打相应疫苗，只是HPV疫苗的防御效果会随着年龄的增长而下降。

HPV感染的风险会随着性生活的增加而增加，所以HPV疫苗从9岁开始接种，因为9岁前基本没有性生活，感染的概率很小。45岁后性生活减少，感染的概率也相对减少，因而推荐接种的年龄是HPV病毒感染最高危的年龄。

HPV和癌症是什么关系

目前发现的HPV有几百种亚型，因为部分亚型和恶性肿瘤有着不可描述的亲密关系，被称为高危型HPV。

有性生活的女性一生中有40% ～ 80%的概率感染HPV。好像稍微做点刺激点的事，就容易感染病毒。

但是，超过80%的HPV感染会在8个月内自体清除，可以说是相当"克制"了，一点儿都不给人类添麻烦。

只有少数高危型HPV持续感染2年以上才有可能致癌。在持续感染的人中，只有极少数人会在最后转变成癌症。

女性如果打了疫苗，不但可以保护自己，还有益于伴侣的身体健康。

HPV疫苗有没有有效期

事实上，并不是说接种完HPV疫苗就一劳永逸了，女性还是需要定期进行HPV筛查。国际实验数据显示，25 ~ 30岁接种二价或四价疫苗在8 ~ 12年或10 ~ 12年都有效。

当然，也有一些人群不适合接种HPV疫苗或者需要推迟接种，比如下面的人群就需要注意了：

（1）对HPV疫苗成分以及酵母敏感的人。

（2）敏感体质和长期服药的人群，此类人群需要在医生的建议下接种。

（3）怀孕或者备孕的女性。

国产二价疫苗如何注射

说明书显示，9 ~ 45岁女性都可以注射这个疫苗。一般建议9 ~ 14岁女性打两针，注射时间分别为第一个月和第六个月。14岁以上的女性建议打三针，注射时间分别为第一个月、第二个月和第六个月。

国产的HPV二价疫苗在价格上也具有很大优势。众所周知，目前进口的HPV疫苗价格很贵，而国产的HPV二价疫苗的定价为329元/针，价格低了很多。

Dr.X说：

接种HPV疫苗至关重要！但在日常生活与工作中，还是有很多人觉得无所谓。不知道他们想过没有，等疾病真的找上门时就迟了。所以，不管免疫规划是否执行与落实，HPV疫苗还是要接种。爱自己，爱家人，不仅仅是一句口号。

3.6 我这么年轻，怎么可能会患糖尿病

"糖尿病？我患还早着呢""我这么年轻，不可能会患糖尿病"，快乐"肥宅"们胡吃海喝时一般都这样自我催眠。但糖尿病真的离我们很远吗？

国际糖尿病联盟（IDF）最新发布的全球糖尿病地图（第9版）[①] 显示，2019年全球约有4.63亿成年人（20～79岁）罹患糖尿病，平均每11个成年人中就有1个糖尿病患者，每8秒就有1人死于糖尿病，中国糖尿病患者数量更是位居全球之首。

更可怕的事来了：一半的患者都不知道自己有糖尿病！

据统计，在4.63亿糖尿病患者中，有多达一半的患者未诊断糖尿病，他们大多都未意识到自己患病，这也是为什么糖尿病经常被称为"无声杀手"。

所以"肥宅"，你会是其中之一吗？

你了解糖尿病吗

糖尿病是指尿的含糖量高吗？其实这是一种错误的认知，血糖值才是诊断糖尿病的唯一标准，血糖高和尿糖高虽然联系密切，但它们是不可混淆的概念。

---

① 数据来源：国际糖尿病联盟 (IDF) 官方网站：https://diabetesatlas.org/en/.

那么，"糖尿病"这个容易让人误解的名字是怎么来的呢？

据记载，唐代王焘曾闻到父亲的尿有水果气味，尝了之后发觉有甜味，便在医书中做了如下描述："夫消渴者，每发即小便甜。"[1] "糖尿病"这个名称便由此得出。大家不用羡慕贝尔[2]在野外求生中靠喝尿来维持生命的勇气，中国古代的医生为了治病，早已做过这样的尝试。

甜甜的尿会引来蚂蚁，这类可怕的事并不太困扰糖尿病患者。事实上，糖尿病是不折不扣的"慢性病之王"，其本身不致死，但会导致各种致命的并发症，比如肾衰竭、视力模糊、甚至失明、心血管疾病、脑血管病变、神经病变，严重的还得截肢、洗肾，而且还会增加患癌症的风险。中国有33%的肾衰竭患者、50%的失明患者、60%的截肢患者，都是糖尿病导致的。

这样沉重的现实，往往也压得糖尿病患者喘不过气来，他们不敢和朋友聚餐，经常躲在厕所里打胰岛素，生怕别人知道自己是个糖尿病患者，他们甚至担心找不到人生的另一半……这些都是非糖尿病患者无法想象的。

你是潜在的"小糖人"吗

很早以前，古人就记载了糖尿病的症状。汉高祖刘邦晚年，箭伤不愈，伤口溃烂，很可能是血糖高导致的伤口难以愈合；而隋炀帝每

---

① 参见唐代医学著作《外台秘要》。

② 贝尔·格里尔斯，因在探索频道节目《荒野求生》中所食用的东西太过惊人，而被冠以"站在食物链顶端的男人"的称号。

天口干舌燥，饮水数升，排尿数升，渐渐形枯骨立，也可能是糖尿病导致的。

古代医书中记载"渴而饮水多，小便数，无脂似麸片甜者，皆是消渴病也"[①]。这一点与现代医学对糖尿病的描述别无二致。

糖尿病的典型症状有以下几点。

多 尿

胰岛素绝对或相对缺乏，使血中葡萄糖不能被有效利用而导致高血糖，正常人的血糖随血液流经肾脏时会被滤过和重吸收。当血糖超过9.9 mmol/L时，高浓度葡萄糖超过肾小球的重吸收能力，葡萄糖就会随尿排出，即出现尿糖，尿中排出葡萄糖有渗透性利尿的作用，因而排尿次数增加。

多 饮

多尿使人体失去过多水分，刺激位于下丘脑的口渴中枢，并做出多饮反馈，饮水也会相应增多，以维持体内液体的平衡。

多 食

正常情况下，人体内的葡萄糖在胰岛素作用下产生能量，糖尿病患者虽然血糖高，但胰岛素无法在细胞水平发挥作用，因此患者经常有饥饿感，食量大增而导致多食。

体重减轻

身体内的糖不能被正常利用，只能消耗脂肪和蛋白质，因而糖尿病患者的体重日渐减轻。

---

① 出自《古今录验方》，隋唐名医甄权所撰。

诊断标准

如果你在一天中的任一时间测量血糖，血糖值均大于 11.1 mmol/L，你就可以判定自己患有糖尿病。

如果你早上没吃饭去抽血化验，血糖值 ≥ 7.0 mmol/L，你就可以诊断为患有糖尿病。

还有一种情况是，你空腹测量血糖，血糖值 < 7.0 mmol/L，但是有多吃、多喝水、多尿和体重减轻的症状，这时你就可以去加测一下口服葡萄糖 2 h 后的血糖水平。如果血糖值 ≥ 11.1 mmol/L，也可以诊断为患有糖尿病，这种糖尿病最难被发现。

当你有下列情况，更要提高警惕

（1）超重与肥胖。

（2）高血压。

（3）血脂异常。

（4）糖尿病家族史。

（5）妊娠糖尿病史。

（6）巨大儿（出生体重 ≥ 4 kg）生育史。

有些患者早期症状并不明显，因而很容易错过最佳防治时间，所以把糖尿病诊断纳入常规体检项目很有必要。

糖尿病是怎么来的

糖尿病可以被定义为由多种病因引起的、以慢性高血糖为特征、胰岛素分泌缺陷或作用缺陷引起的代谢紊乱性疾病。糖尿病主要有两种，由免疫系统缺陷和遗传因素导致胰岛素分泌不足的称为1型糖尿病；由身体不能有效利用胰岛素而导致的称为2型糖尿病。胰岛素的重要性由此可见一斑。

胰岛素扮演着搬运工的角色，负责把糖从血液里搬到每个细胞的"餐桌"上。

如果每个细胞都"吃饱"了，胰岛素就把糖搬运到肝脏或者肌肉里，储存起来。

这些胰岛素就像我们的外卖小哥一样风雨无阻：无论我们是在深夜胡吃海喝，还是在白天暴饮暴食，它们都随叫随到。

但是，再好的"外卖小哥"也抵不上人类无底线的欲望。

这些情况会导致血糖不稳定："外卖量"一下爆仓（吃太多高糖食物），天天搞"促销活动"，"外卖小哥"忙不过来；一部分"收件人经常不开门"，"外卖小哥"抱着葡萄糖没地方送(胰岛素抵抗)，储备的"外卖小哥"太少（先天性胰岛素分泌不足）。

我们上面提到的1型糖尿病就是因为"外卖小哥"太少，所以需要补充足够的"外卖小哥"，也就是注射胰岛素。1型糖尿病患者约占糖尿病患者总量的5%～10%，它有很明显的特点——早发，一般在儿童或青少年时期就已经发病。而通俗来说，2型糖尿病的病因是细胞经常"不开门"，现代医学还没有找到让细胞乖乖"开门"的方法，2型糖尿病患者在糖尿病患者中占比最多，病情最复杂，隐藏得又比较深。

面对这两种不同类型的糖尿病，我们可以做到的就是，不要一下子制造那么多"葡萄糖快递"。道理很简单，"促销活动"天天搞，"快递小哥"受不了。

只有稳定的血糖，才能让胰岛素和人体细胞有序地工作。

吃太多糖就会患糖尿病吗？错！

前文提及2型糖尿病的病因是胰岛素抵抗，即胰岛素将糖运到"家门口时"，细胞"不开门"！

在这种情况下，我们只能控制糖的摄入。但是你可能不知道，我们摄入的糖绝大部分都不是作为调味品的白糖，很多甚至完全没有甜味！

比如升糖指数最高的米饭（粥升糖更快），完全不甜，一碗下肚，血糖爆表。

西瓜、荔枝、菠萝等看似健康的水果，升糖指数也都十分可怕。

好在，我们有血糖仪可以人为监控血糖。如果血糖高了，除了服用降糖药物，我们在日常生活中还可以怎样降血糖呢？现代营养学告诉了我们每一种食物的含糖量和升糖指数，因此我们可以不断优化食物搭配，科学饮食。特别是以下几个小贴士，可以帮你更好地远离糖尿病！

选择无糖食品

无糖食品中不能加入蔗糖，但它可以加入糖的替代物，最常见的是糖醇或低聚糖等甜味剂。少量的甜味剂就能满足人体对甜味的需求，却不直接参与血糖代谢，对糖尿病患者来说这是个不错的选择。糖尿病患者可以购买木糖醇来替代家用白糖，减少做菜时糖的放入量。

少喝奶茶

有小伙伴说："我每次喝奶茶都要无糖的，是不是可以多喝几杯呢？"开玩笑！无糖奶茶只是不"额外"添加糖，请注意，里面的油脂、珍珠、椰果、奶油都是会引起血糖升高和导致快速发胖的。奶茶才是"增肥神器排行榜"的第一名。

主　食

粗粮馒头、粗粮面包是不是就比较健康呢？其实粗粮的热量并不低，玉米、红薯和米饭的热量相差无几。粗粮的特点是升糖指数比较低，糖分吸收得慢，从而可以达到控制血糖的目的。

少吃多餐

许多年轻人都有不吃早饭的习惯，这会导致热量摄入中断，引起低血糖。由于要通过午餐和晚餐把缺失的热量补回来，他们极易进食过多，导致血糖反弹性升高，血糖波动较大，并引发代谢紊乱。有人说："为了吃自助餐，我早上、中午都不吃饭，就等着晚上去吃回饭钱。"这样的做法也会对机体的血糖代谢产生很大的压力。少吃多餐，规律且平稳，才是控制血糖的长久之计。

其实，很多时候我们的健康并不是受限于医疗水平，而是取决于我们对疾病的认知和自控能力。所以，千万不要认为还年轻就不爱惜身体，如果我们真的想健康地活到100岁，对"糖"的理解和对糖尿病的认知，都要升级！

Dr.X说：

没有所谓的降糖食品，只有升糖比较慢的食品。

只有药物和胰岛素能降低血糖。

糖尿病一旦确诊，就需要终身服药。

有的糖尿病患者由于治疗不规范，出现了失明、腿烂、昏迷的情况，而有的患者在患病后认真服药、注射胰岛素，20年来外人都看不出来他们是糖尿病患者，因此，规范治疗、监控血糖，是每个糖尿病患者与糖尿病和谐共存的关键。

3.7 癌症真的离我们很远吗

很多人都觉得身边的癌症病例变多了。

老一辈的人都说，他们年轻的时候很少听到"癌症"这个词，身边也没有罹患癌症的人，而现在肿瘤科病房往往是人满为患，科室外还常常有看不见尾的预约队伍。谁身边没有几个癌症患者，谁的亲朋好友没有几个因为癌症而离去的。

好像癌症患者近年来是越来越多了，但事实上真的如此吗？

下面让我们来看看癌症的来历。

希腊文"καρκίνωμα"最早描述了现在的起源于上皮细胞的恶性肿瘤，也是我们现代对癌症的一种重要分类（起源于上皮细胞的叫癌，起源于间叶细胞的叫肉瘤，这两者都是广义上的癌症）。后来人们把"καρκίνωμα"翻译成拉丁文"cancer"，也就是"螃蟹"的意思，中文翻译成"癌症"。

中国关于癌症的描述也很早，南宋时期杨士瀛写的《仁斋直指附遗方论·卷二十二》中记载了癌的症状："癌者，上高下深，岩穴之状，颗颗累垂……男则多发于腹，女则多发于乳，或项或肩或臂，外症令人昏迷。"描述得非常详尽，而且这段记载说明当时人们就已经知道了男性腹腔肿瘤，比如肝癌、胃癌高发，女性则属乳腺癌和甲状腺高发，和现在的统计数据惊人的一致。

古代能遇到扁鹊、华佗这样尝试治疗甚至治愈癌症的医生，那真是运气爆棚。绝大多数情况下，古人连碰到能把病症记录下来的医生都很难。现代医学有了病理学检测，可以把切下来的肿块拿去化验，看不懂的怪病越来越少，人类也终于找到了癌症这个罪魁祸首。

为什么你觉得身边患癌症的人变多了

目前无论是中国，还是在世界范围内，关于癌症的整体数据都表明，癌症发病率越来越高，但是患者生存期越来越长。其实这个数据中有个小"bug"。

由于健康意识的提高，人们去医院的次数、做体检的次数越来越多。曾经先进、稀有的CT机几乎成了乡镇医院的标配。只要抽个血，就能判断肿瘤指标，指标的升高就像一盏预警灯，下一步就等着发现原发肿瘤的位置了。因此，我们不要过于紧张，癌症的发生率高只是因为我们的检查更频繁了！

这一块多米诺骨牌也带来了另一个后果：癌症的平均生存期延长了，因为许多癌症在早期阶段就被诊断出来介入治疗了，这些患者拉长了平均生存期。

癌症是怎样危害人体健康的

癌细胞没有任何的主观意图，只按照自身的程序运行、生长和增殖。

癌细胞在体内生长、转移，给机体带来的不只是肿瘤体积的增大，更多的是产生一系列病理、生理反应和相关并发症。

所以，恶性肿瘤（即我们通常说的癌症）不单纯是肿瘤，更是一种复杂的系统综合征。

癌细胞脱落造成大出血

肿瘤生长到一定阶段，癌细胞会脱落，引起大出血，危及生命。

比如胃癌引起的消化道大出血，胶质瘤引起的肿瘤性卒中，如果不能及时处理，就会因为大出血而死。

癌细胞转移和浸润，影响重要器官功能

人体有很多重要的器官，比如大脑、肺脏、肝脏、肾脏等。

癌细胞一旦转移到这些器官，就会危及生命。比如乳腺癌转移到脑内，癌细胞侵蚀中枢神经系统，轻则头晕目眩、口齿不清、双目失明，重则直接导致人体脑功能全面瘫痪，最终死亡。癌细胞转移到肺脏会引起呼吸困难，转移到肝脏和肾脏可直接引起肝肾功能紊乱，机体重要的解毒排泄器官瘫痪，不久后将导致机体死亡。

癌细胞不断增殖，导致人体衰竭

常见的晚期癌症患者死亡的原因还有癌症恶病质。据统计，晚期癌症患者中，有50%以上是死于癌症恶病质。恶病质包括两个重要的因素。

第一，癌细胞的无限增殖，夺走了机体正常细胞的养分，机体的正常细胞得不到充足的营养，将慢慢死亡。

第二，癌细胞在体内的生长过程中会分泌一系列对机体有害的物质。这些物质进入血液循环，散播到全身各处，使人体发生代谢紊乱。比如引起发热，导致人体营养吸收困难，进入慢性的消耗状态。这种状态叫做恶病质。

恶病质的过程，就是肿瘤将机体"活活耗死"的过程。

癌症治疗有好办法吗

医学发展了，好像我们什么疾病都能治好，但对于癌症来说又如何呢？一则"小苏打饿死肿瘤"的新闻被炒得沸沸扬扬。其实业内人士都知道，这样的文章数不胜数，但是在治疗癌症的道路上，它能不能算是一种有效的方法还不得而知。

不管怎么说，通过早期的干预，我们确实提高了癌症的治疗效果。但是不可否认的是，患者的痛苦也延长了。这种痛苦不仅包括身体上的，也包括心理上的。

癌症像一把悬在每个人头顶的"达摩克利斯之剑"。虽然我们有获得更长生存期的可能，但是我们心理上也备受打击。很少有人在知道自己得了癌症后还能坦然面对的。很多罹患乳腺癌、甲状腺癌的女性患者，在肿瘤手术之后，虽然能生存很多年且不复发，但是很难完全正常地生活，不论是在家庭中还是在社会上，心理压力比疾病本身更加难熬。

癌症没有绝对治愈的好方法，那么，现在注意还来得及吗

当然来得及！

因为癌症绝不是突然发生的，只是突然被发现的，在你发现它之前，机体有一个逐渐变化的过程，以下10种表现能帮你发现早期癌症。

（1）咳嗽不停，迁延不愈：普通的感冒咳嗽，一般几周就可以完全康复。但是如果咳嗽不停，持续2～3周不缓

解，痰中带血，就要警惕是否罹患肺癌。

（2）体重无故骤降：体重突然无故减轻一般有三个原因：糖尿病、甲状腺功能亢进和恶性肿瘤。排除甲状腺功能亢进和糖尿病后，如果饮食、运动均未改变，但体重在一两个月内下降10%左右，就要提高警惕了。

（3）排便发生变化：排便变细，大便有血或呈深色、黑色，就要警惕结肠癌、直肠癌。若出现稀便、黏液便、脓血便，长期下腹部不适，如腹胀、腹痛、腹鸣或隐隐作痛，就要小心了！

（4）吞咽不适，有哽噎感：一般人很少会出现吞咽困难的问题，如果出现吞咽困难，伴有胸骨后胀闷或轻微疼痛，就要警惕食管癌。

（5）长期口腔溃疡、舌头白斑：口腔溃疡通常10天内会自行愈合，长时间不愈合的溃疡可能是癌症早期的表现，不要以为是小问题，应当引起重视！

（6）淋巴结肿块：淋巴是免疫器官，出现肿大一般与各类炎症有关。若颈部、腋窝或腹股沟淋巴结肿大，长时间不消，坚硬、固定，表面凹凸不平，无疼痛或压痛，且逐渐增大，则要警惕肿瘤的可能。

记住一句话，如果有疼痛感，反而没事，因为是炎症的可能性大。但是如果不疼，反而不是个好消息！

（7）咽喉疼痛、声音嘶哑：如果你没有慢性咽炎，但是出现了声音嘶哑、咽喉疼痛、刺激性干咳等症状，或有痰中带血、咽部异物感等，或症状持续超过1个月，你就要警惕是否罹患喉癌、甲状腺癌了，需要赶紧去检查一下！

（8）阴道莫名出血：一般性交不会出血，但是如果女性在性交、妇科检查或用力排便后有少量阴道出血，呈淡红色或褐色，属"接触性出血"，就可能是宫颈癌的癌前病变信号。

不该出血的时候出血，这可不是小事，要重视起来了。

（9）持续性的发烧，低热：白血病的早期症状有持续发烧低热、面色苍白、精神不振、乏力、食欲低下、鼻出血或齿龈出血等，需要重视。

（10）持续加重的头痛：大脑肿瘤发病率虽然不高，但是治疗效果差，生存期短，同样不可忽视。除了头痛，还可能伴有呕吐、视力下降、视野缺损、癫痫发展、某一侧的手脚无力等。

如果能在癌前病变阶段通过医疗检查加以干预，就可以预防癌症的发生。例如，通过体检发现慢性萎缩性胃炎存在后，就要特别小心饮食，采取健康的生活方式，如伴有不典型增生，可通过手术干预。如果是HPV阳性，就要定期进行妇科检查。对于乙肝患者，用药积极控制乙肝病毒的繁殖就是一种预防肝癌的方式。身上的结节、囊肿、色素痣都要做到心中有数，该处理的要处理，该复查的要复查。

预防癌症真正有效的方法

目前为止还没有哪一种神奇的药物可以预防癌症，但是我们知道很多东西会诱发癌症。

世界卫生组织把致癌物分为四类，其中一类致癌物，就是目前研究确定可以致癌的东西，有100多种，好消息是，其中很多东西我们普通人接触不到，但以下这些在我们的生活中经常出现：

（1）黄曲霉毒素：发霉或过期的花生、玉米、稻米、大豆，或发霉的筷子、砧板。

（2）苯并芘：油墨、汽车尾气、香烟烟雾。

（3）亚硝基化合物：咸鱼、咸肉。

（4）尼古丁：香烟。

（5）槟榔：各种槟榔的加工产品。

（6）酒精：任何含酒精的饮料。

（7）辐射：各种电离辐射和太阳中的紫外线辐射。

这些东西，你都避开了吗？

Dr.X说：

目前，癌症仍被国际卫生组织认为是致死率第一的疾病。虽然全世界投入医学研究的资金大部分都是针对如何治疗癌症的，但是中晚期癌症的治疗效果依然不容乐观。

"补丁"

修复高危漏洞

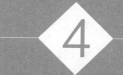

4

4.1 "看不见"的油、盐、糖，你吃对了吗

油、盐、糖是中国人餐桌上不可或缺的调味品，但是它们却和现代人的"三高"——高血脂、高血压、高血糖密切相关，在中国人的饮食中，这三者是一柄颇为锋利的双刃剑。

化腐朽为神奇的调味品

东西方一直有着比较大的饮食习惯差异，中国人自古就以谷类、蔬菜为主要餐食。中国人常吃的蔬菜有600多种，比西方人多六倍。而西方人以肉食、奶制品为主要餐食，比如牛排、培根、炸鸡、牛奶等，更注重动物蛋白质和脂肪的摄取。

产生上述差异的原因在于，中国人自春秋战国时期开始，就长期定居在长城以南，也就是400 mm等降水量线以南，农耕民族的经济模式导致食物收成中谷类占80%以上，肉类作为少量产物，只能供给权贵享用，大部分的平民百姓只有在有限的节日里才能吃到肉。

西方种植业和养殖业发展更平衡一些，加上工业化比我们早，养鸡场、养猪场把蛋白质和脂肪源源不断地传送到人们的餐桌上。因此，西方饮食中除了谷物、蔬菜，肉、奶、蛋也占有相当大的比重。

以植物性食物为主的膳食结构，一度让中国人比西方人要瘦得

多，但是近年来随着经济全球化的加速、冷链海运技术的发展，我们可以很轻松地获取来自大西洋的三文鱼，也能吃上在地球另一端的阿根廷牛肉、智利车厘子。食物资源越来越充足，中国人的肥胖率也越来越高。中国人饮食上的一些弊端也逐渐暴露了出来。

中式烹饪曾经是化腐朽为神奇的魔法，且不说《红楼梦》里听着就让人口水"飞流直下三千尺"的茄鲞、胭脂鹅脯、奶油松瓤卷酥、酸笋鸡皮汤等；就连原本可以丢弃的动物的内脏，在牛油火锅里一涮，也立刻变成了美食；鸭脖、兔头这样原本很难搬上餐桌的食物，通过烟熏和麻辣调味处理之后，也让人垂涎欲滴；在资源不足的时候，通过丰富的调味品，一道"赛螃蟹"便可让人大快朵颐。

中国有着世界上最丰富的菜系和烹饪方式，这些让世界赞叹的饮食文化，都是我们的祖先留给我们的，烙印在了我们的基因里。浓油赤酱，麻辣鲜香，都是通过调味品获得的，而调味品中最重要的就是油、盐、糖！

油、盐、糖，一不小心就吃多了

首先，古代大多数普通人常常吃不到油、盐、糖，但他们的劳作强度却很大，为了提供人体所需的热量和劳作时的体力，他们只要有点吃的，就想赶紧吃掉，转变为脂肪储存起来……

其次，我们把谷物类主食叫做"饭"，把植物类副食叫做"菜"，菜是为了帮助饭下咽，我们叫"下饭菜"，添加大量的盐、糖和其他调味品主要是为了使不可口的食物变可口。古代，在宫廷，饮食体现为色、香、味、形俱佳；在民间，烹饪主要表现在增加花样方面，使粗糙的食物以多种形式呈现，使人常吃不厌。

再次，在没有冰箱的情况下，如何长期保存天然食材不致浪费呢？聪明的古人想到了用天然调味品让食材的细胞脱水，从而使微生物无法在食材上长期生存。于是盐腌、糖渍、酱泡等手段"应运而生"，也让我们餐桌上不知不觉多了更多的调味品。

而西方人的食物主要是肉、奶、蛋，它们本身具有天然的香味，简单的烹饪就能令这些食物变得可口，这也是西方烹饪方式相对单一的重要原因。

然而如今，我们生存的环境变了，几百年、几千年前的这些基因里深深的烙印已经不能再帮助现在的我们，相反，还会给我们带来各种各样的麻烦。

同样的蔬菜，如果直接吃或者简单烹调，其实不会给身体增添多少负担，然而像鱼香茄子这样重口味、口感好的下饭菜，却会让我们不知不觉地吃进去很多油、盐、糖。

关键是怎么吃

油、盐、糖都是人体需要的营养元素的来源。

盐

盐是重要的电解质成分，长期不吃盐会出现"低钠血症"，常常表现为四肢无力、昏昏欲睡。古时候，政府设立"官盐"，控制盐流通，一是因为盐是生活必需品，需求量大，需要保证盐的供应，二是可以获得一笔可观的收入。

但是，盐摄入过多，也就是高钠饮食，最直接的后果就是导致高血压。健康成年人每日摄入食盐不应超过6 g。

营养学所说的"克"，对于我们的日常生活虽然有指导作用，但是没意义。你到底吃了多少盐呢？它们都藏在下面这些食物里：

（1）咸味主食：如各种饼类、花卷、拉面、方便面、小面、炒饼、炒饭，以及皮蛋瘦肉粥、鱼片粥等。

（2）加工肉制品：火腿肠、香肠、火腿、腌肉等。

（3）零食：锅巴、话梅、蜜饯、肉松、牛肉干、豆腐干、辣条等。

（4）蘸料：豆腐乳、辣椒酱、黄豆酱等。

（5）汤：吃完饭一定要喝咸汤、吃牛肉面不放过汤，还喜欢撒汤、胡辣汤等。

如果你已经满足其中三项，那么你的盐摄入量一定不低。如果你的父母、兄弟、爷爷、奶奶患有高血压，那么你从今天起就要开始改变了。因为一旦出现了高血压，是很难逆转的。

糖

糖属于碳水化合物，人生命活动所需的能量来源于葡萄糖，任何食物吃下去最后都要转化成糖。

游离糖指的是人工添加的白糖、冰糖、红糖、果糖等，它们非常容易被消化，好处就是能够快速转化为血糖。同样，它的坏处是会导致血糖飙升。

想要避免游离糖是不可能的，因为你能吃到的甜味加工食物基本上都含有游离糖。世界卫生组织建议每天的游离糖摄入量要占总能量摄入的10%以下，最好是5%以下，成人不超过50 g。这个标准其实不容易达到，如果你符合下面的几点就要小心了。

（1）喝碳酸饮料：含有大量游离糖，一瓶普通可乐含64 g糖，如果你每天喝一瓶，那一定会超标，如果你隔几天才喝一瓶，那就会好很多。

（2）吃"健康食品"：从超市里购买的所谓"健康食品"如酸奶、果汁等的含糖量，不仅不低，反而比碳酸饮料更加吓人。

（3）吃零食：冰激凌、巧克力、饼干、糖果，含糖量都极其惊人。

（4）烹饪方法：南方爱"甜口"的朋友再次"中招"，不止如此，在烹饪中，糖还有中和咸味的作用。做菜时，盐放多了加点糖，糖放多了加点盐，这样一来，糖的含量就更加超标。

糖多了，最主要的问题就是有肥胖的风险，当然还有蛀牙。

油

油就是油脂，是构成人体脂肪组织的主要成分。油里的主要成分就是脂肪酸。

需要明确的是，并不是说吃油脂就会直接长脂肪，因为所有食物都要经过分解消化，才会被人体吸收。也就是说，光吃糖，一丁点儿脂肪都不吃，依然能成为胖子。寺庙里的僧人，不沾荤腥，只要白面馒头吃得多，也会长胖。

油的问题，不仅仅在于摄入的总量超标，更重要的是摄入"坏油"超标。

什么是坏油？大家都知道油分为饱和脂肪酸和不饱和脂肪酸。饱和脂肪酸就是坏的脂肪酸，它与心血管疾病、高血脂、乳腺癌、前列腺癌等疾病关系密切。《中国居民膳食指南》建议，饱和脂肪摄入量不超过每日总热量摄入的10%。所以对于吃"油"有以下注意事项：

（1）很多人有这样的习惯，无论做什么菜，都先在锅里放点油，无形中增加了油脂的摄入量。比如肉类本身脂肪含量很高，稍微加热就可释放油脂，无需再加。

（2）猪油、黄油、奶油虽然香，但是饱和脂肪酸含量很高，是最不健康的烹饪食用油，红烧肉同样不健康。

（3）橄榄油、葵花籽油虽然健康，但是烟点低，不能用来油炸和爆炒，油超过烟点就会产生有害物质，且健康的不饱和脂肪酸会减少。

（4）如果你不想吃蒸煮的食物，烤比煎炸更加健康。烹饪神器，如漏勺、空气炸锅和厨房纸，通过沥油、控油和吸油，可以很大程度地减少油脂摄入。

每种油含的脂肪酸不同，对人体的功能也不同。但是，有一种"人造油"，也就是人造反式脂肪，是由人工对植物油进行"氢化"而来，改变了其化学结构，虽然它可以提升产品的稳定性和保证酥脆的口感，但是对人体有害无益。这种油常常出现在各种饼干和蛋糕中，更加需要警惕。

Dr.X说：

　　调味品能化腐朽为神奇，但同时会让你吃不出食材的好坏。

　　减少烹饪环节，回归食物本来的味道，既是一种高级吃法，更是一种健康的吃法。

4.2　我不喜欢吃蔬菜，会死吗

蔬菜有没有被过誉

"我很少吃蔬菜，也没感觉有什么不对。素食真的健康吗？"

首先我必须抛出我的观点，纯素食当然是不健康的，而且是人类历史的一种倒退。

大熊猫每天能够吃14 ~ 18 kg的竹子。竹子能有多少营养？

所以，它们吃饭用12 ~ 16 h，每天的睡觉时间很短，只有2 ~ 4 h。

你觉得它们睁开眼睛就吃东西很开心吗？

在它们的生命中，只有营养不足的竹子合"胃口"。所以，它们对环境的适应能力是很差的，只有拼命吃，才能勉强保证营养需求。牛、马、羊这样的动物也类似，花费了太多的时间在吃上，其实是一种无奈之举。

人类想要获得这些能量，一块小蛋糕，一杯热巧克力就搞定了。人类每天只需要很短的时间，就可以完成进食，剩下的时间，就可以去做更有意义的事情。甚至有些切除胃的患者，每天靠输入营养液，也可以存活。

当然，如果你觉得只有吃最有意义，那就另当别论了。

随着工业化的发展，人类的食物逐渐丰富起来。中国人也就是近几十年，才开始能填饱肚子的。

食品工业的发展很快，但是人体的进化却很慢。胃肠道需要足够的"食物残渣"才能正常工作。

我们到底需要蔬菜里的什么营养成分呢？

那就是纤维素，也叫膳食纤维，说白了就是食物中消化不了的残渣。

纤维素其实是食物中最没有营养的成分，反而是最可贵的。

纤维素是植物细胞壁的主要成分，占植物界碳含量的50%以上。纤维素能吸附大量水分，促进肠蠕动，加快粪便的排泄，使致癌物质在肠道内的停留时间缩短，减少对肠道的不良刺激，从而可以预防肠癌的发生。

再说直白一点，就是形成"大便"的原材料。当然，我想，随着人类饮食结构的不断变化，未来肠道会不断进化，可能对于这种大便的原材料的需求会越来越少。但是，请注意，不是现在。我们现在还是要吃蔬菜的。

所以说，如果你把蔬菜、水果榨汁，就失去了其中最宝贵的成分！

谈到蔬菜中的营养成分，那就是矿物质和维生素。比如钾离子、钙离子、锌离子这些人体不可或缺的元素。还有各种维生素，特别是维生素C。

此外，不同颜色的蔬菜还能提供一些特定的营养成分：红色蔬菜有番茄红素、花青素；绿色蔬菜有叶黄素；紫色蔬菜有多酚类、花青素；白色蔬菜有大蒜素；橘黄色蔬菜有类胡萝卜素；等等。

应该怎么吃蔬菜

需要告诉大家的是，蔬菜几乎都是可以生吃的。只要狗能生吃的，你就能吃，问题不大。而且黄瓜、芹菜、红(黄、绿)甜椒、甘蓝、香菜、生菜等蔬菜，它们的毒素少，味道还好，生吃能让营养最大化。

有些蔬菜很容易被细菌、寄生虫污染，人吃了容易生病，需要高温才能把细菌、寄生虫杀死。有些蔬菜可能含有一些生物毒素，比如豆角，必须要完全煮熟才安全。

适合煮熟吃的蔬菜

番 茄

番茄中最广为人知的营养成分之一是番茄红素，它是使番茄呈现红色的物质。烹饪后，番茄红素的生物活性和抗氧化剂水平不仅不会下降，还会增加。

胡萝卜

烹饪过的胡萝卜会产生更多的抗氧化剂——β-胡萝卜素，在人体内可转化为维生素A，对眼睛和免疫系统都有好处。蒸或煮胡萝卜比烤、炸的胡萝卜好一些，产生的抗氧化剂更多。

菠菜、竹笋、茭白

它们含有高水平的草酸，会阻碍身体对铁、镁和钙等矿物质的吸收。另外，草酸也是一种生物毒素，高剂量的草酸会造成肾脏损伤，甚至致死，但是烹饪后草酸含量会大大下降。

淀粉类蔬菜

芋头、红薯、山药、土豆、南瓜，这类食物必须熟吃，生吃的话，其大块淀粉粒不易破裂，人体无法消化，会使胃肠功能弱的人出现严重消化不良的情况。

豆类、豆荚

没有煮熟的豆类、豆荚含有大量植物凝集素，会引起严重的消化问题和类似中毒的症状。彻底煮熟后，它们的植物凝集素水平会显著降低。

豆　芽

因为市场上的豆芽都是在温暖、潮湿环境中生长的，这种环境也是很多有害菌的温床，如大肠杆菌、沙门氏菌和李斯特菌。因此，豆芽最好彻底清洗和煮熟，否则，会对孕妇和免疫功能低的人很不利。

吃蔬菜也有副作用

胡萝卜

吃太多的胡萝卜会导致过多的 β - 胡萝卜素蓄积在我们身体内，包括肠道、皮肤表面，也就是胡萝卜素血症。如不及时治疗，肝肾功能将会受损。

黄花菜

黄花菜富含秋水仙碱，这种物质能抑制微管蛋白聚合，阻止各种细胞分裂，导致急性中毒，带来严重的肾衰竭和呼吸衰竭，毒性与氰化钾不相上下。好在秋水仙碱遇热会分解，所以烹饪时一定要让其熟透。

豆　角

生豆角含有一种有毒蛋白质叫凝集素，有的豆角含有"皂苷"，若食用半生不熟的豆角，则会导致食物中毒，出现恶心、呕吐、腹痛、腹泻等症状。好在高温可以分解这两种毒素，但是豆角不易熟，需要延长烹饪时间。

发芽的土豆、没有成熟的番茄，它们全身都能合成茄碱，又叫龙葵素。植物合成这些生物碱是它们对抗病虫害的一种自我保护机制。但是，人吃下去就会抑制神经系统，释放乙酰胆碱，造成急性中毒。轻者会感到口舌麻痒、烧心腹痛，继而上吐下泻，重者有生命危险。所以一定要熟透之后食用。

吃蔬菜这件事，中国人最有发言权。以亚热带季风气候和温带气候为主的中国适宜各种蔬菜生长，加上不断从全世界引入许多蔬菜品种，比如我们吃的胡萝卜、洋白菜（从名字上就能看得出来）使得中国拥有世界上最多的蔬菜品种，也形成了千百年来以植物性食物为主的饮食结构。

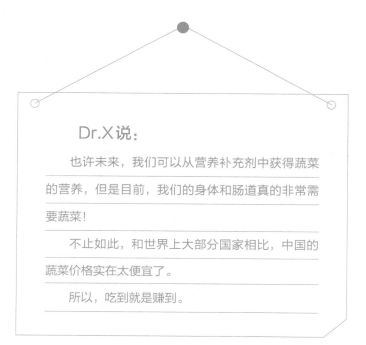

Dr.X说：

也许未来，我们可以从营养补充剂中获得蔬菜的营养，但是目前，我们的身体和肠道真的非常需要蔬菜！

不止如此，和世界上大部分国家相比，中国的蔬菜价格实在太便宜了。

所以，吃到就是赚到。

4.3　奶茶真的摧毁了中国人的健康吗

现在的年轻人，尤其是很多女生都是"靠奶茶续命"。

心情不好了，来一杯；心情好了，来一杯；天气暖了，来杯冰的爽一下；天气冷了，来杯热的暖暖手……

为什么人们会沉迷于奶茶无法自拔？奶茶究竟有什么魔力？

从营养学的角度来说，奶茶是甜食，且含有咖啡因，高糖、高脂肪，简直是完美的"加班补充剂"或者"情绪改善剂"。

奶是健康的，茶是健康的，为什么奶茶就不健康了？

咖啡因——让你精神百倍

奶茶一定要有"茶底"，茶底可以提供清新解腻的口感，更重要的是，可以提供咖啡因。

咖啡因是一种黄嘌呤生物碱化合物，是一种中枢神经兴奋剂，能够暂时驱走困意并恢复精力，甚至可以用于昏迷患者的复苏。

日常我们接触到的咖啡因，主要来自茶和咖啡。

美国食品药品监督管理局、欧盟食品安全局等机构均认为，对于健康的成年人来说，每天摄入不超过400 mg咖啡因是安全的。

目前研究认为，适量喝咖啡，对心血管健康是有好处的。来自哈佛大学公共卫生学院的研究"关于长期饮用咖啡与心血管疾病的关系"，分析了127万多个样本后得出结论：咖啡摄入量与心血管疾病风险（冠心病、中风、心力衰竭和心血管疾病死亡率）呈负相关，每天喝3 ~ 5杯咖啡的人，患心血管疾病的风险最低。

喝咖啡可以增加胃酸的分泌，松弛食道括约肌，以及促进小肠的蠕动。虽然短时间来看，喝咖啡可能会加速钙的流失，但是它又可以通过奶来进行补充。

唯一需要注意的是，咖啡因有一定的刺激性，胃肠道敏感的人，要少喝；咖啡因可以加快心率，在心脏病发作期不能喝。

青少年、孕妇对咖啡因的确更敏感一些，一般也不鼓励他们摄入咖啡因，但这并不表示他们完全不能碰，甚至孕妇和孩子，都没有绝对禁止，只要是在安全限度内摄入咖啡因，就不会对健康有危害。

但是，有些人说，喝咖啡心不慌，一杯奶茶下肚居然会失眠心慌!

那是因为很多奶茶中的咖啡因都超标了。曾经，在上海市范围内调查的51个奶茶品牌中，咖啡因平均含量高达270 mg/L，最高的甚至达到了828 mg/L。

这是什么水平呢?

一杯奶茶（咖啡因含量828 mg/L）＝4杯咖啡＝8罐红牛。

脂肪——"奶盖""奶油"

同样是在上面的调查中，在有奶盖的样品中，一杯奶茶平均脂肪含量达6.3 g/100 mL，最高的一杯可提供41 g的脂肪，已超过成人每日推荐摄入油脂的2/3（成人每日油脂推荐摄入量为25 ~ 30 g）。

也就是说，喝一杯奶茶，你就不用吃饭了！

但是，如果不添加奶盖和各种物料，奶茶的口感会大打折扣。

作为奶茶店主，他们会为了健康，牺牲口感吗？

这不是关键，关键是大部分奶茶中的脂肪是反式脂肪酸。

研究表明，摄入富含反式脂肪酸的垃圾食品会增加人群患阿尔茨海默病的风险。

我国在食品安全国家标准《预包装食品营养标签通则》中规定，每天摄入反式脂肪酸不应超过2.2 g，过多摄入会有害健康。反式脂肪酸摄入量应少于每日总能量摄入的1%，摄入过多有害健康。

然而，部分奶茶中的反式脂肪酸含量超标，最高的一杯达6.2g，一杯奶茶的反式脂肪酸超标3倍！

虽然两者都会让人长胖，但如果可以选择的话，动物奶油相比植物奶油更加安全，这也是市面上许多高端奶茶的卖点。

糖——快乐的源泉

就像奶茶可以选择"半糖""少糖"和"无糖"一样，因为每个人的口味不同，糖也成了一个可变的选项。

有一项统计显示，在27件正常甜度奶茶中，每杯奶茶的含糖量介于11 ~ 62 g之间，最高的糖含量达到13.2 g/100 mL，也就是一杯750 mL的奶茶中，最高的含99 g糖分，相当于近20包糖！这远远超过《中国居民膳食指南》提出的"每天糖的摄入量不超过50 g，最好控制在25 g以下"的建议。

大多数人都会选择"少糖"，但是如果完全不放糖，又觉得没有滋味，而且奶茶中的珍珠、芋泥，本来就是淀粉类，还是会分解成葡萄糖。

人类爱糖，自不用说，短时间内迅速提高血糖可以说是快乐的来源，大脑会加速血清素的分泌。

血清素会影响人的胃口、内驱力（食欲、睡眠、性）以及情绪。换句话说，血清素会让人感到轻松和愉快。

随着新鲜水果、现泡茶、低脂牛奶的加入，奶茶的健康程度正在不断升级。相比新鲜奶茶，部分的冲泡速溶奶茶和咖啡是更加不健康的。

说到底，奶茶是一种普通的饮料，它算不上健康，但是比起碳酸饮料、冲调饮料，其营养成分当然更加丰富，如果你选择了无糖、无奶油的奶茶，则会更好。

最早起源于中国台湾，像英国贵族风靡百年的下午茶一样，奶茶甚至已经成了中国人的饮食消费文化标志：花费不高，口味丰富且不断更新。这些年我们看见，在一条街上并排开着几家店，而且都能有生意的，也只有奶茶店了。再加上发达的外卖行业，可以让你在半小时内就获得这种快乐。

奶茶的包装一般非常用心，这本身就是一种美的享受。很多奶茶店，更是以网红店的形式被包装推出，门口人头攒动，很多的人买奶茶不单单是为了喝它而买，也是因为看见了社交媒体中一传十、十传百的宣传效应。很多人在喝奶茶之前要拍照留念，他们很大程度上是在购买它的社交属性。

奶茶已经成了和香烟类似的社交产品，它太好喝了，让我们每天都想喝。只要不过量摄入或是成瘾，就没有太大的危害。

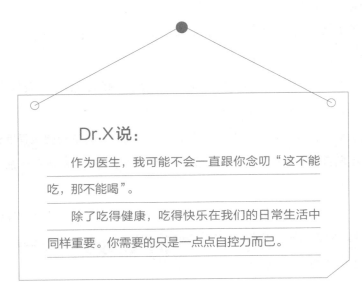

Dr.X说：

作为医生，我可能不会一直跟你念叨"这不能吃，那不能喝"。

除了吃得健康，吃得快乐在我们的日常生活中同样重要。你需要的只是一点点自控力而已。

4.4 主食你吃对了吗

主食位于营养金字塔的底层，是营养的基石。

说起食物，也就是从最近30年开始，中国人的餐桌上才顿顿有了肉、蔬菜和水果。

大家当然都知道高蛋白饮食的好处，它们不仅口感好，营养价值也高，对于维持血糖的稳定还有好处。如果有肉吃，谁还去吃米饭呢？几千年的碳水主食文化，让中国人摄入的碳水化合物，远远多于西方人。一顿标准的西方午餐，只有两小块面包，营养主要靠肉和蛋来供给。

高碳水饮食的缺点显而易见。首先，长期的高碳水饮食会导致血糖大幅波动，进而引发肥胖和糖尿病。在现在的饮食条件下，被饿瘦的人越来越少，"穷胖"的人越来越多，主要也是因为，穷人的饮食多为高碳水组合。蔬果能量供给低，肉类价格昂贵，它们都较难长时间保鲜，权衡之下，如果只选择一种主食，那只能是碳水化合物了。

所以，与其说中国人选择了碳水，不如说碳水化合物选择了中国人。

高碳水组合的饮食当然有好处，能够带来比较长久、可靠的饱腹感，迅速地补充体力劳动者的体能，满足肌肉恢复的需要，而且成本低廉。

物美、价廉、升糖快，烹煮简单还扎实顶饱，在过去，这种饮食方式，对以出卖体力为主的劳动方式非常合适，这也是高碳水组合饮食最大的优势。

既然中国人非常熟悉高碳水饮食，那么我就来说说最典型的两种高碳水食物：健康的代表——粥；不健康的代表——方便面。

"健康"主食——粥

家里的老人总会嘱咐你"多喝粥，能养胃""每天早上一碗粥，可以治疗胃病"。

那么，喝粥真的能养胃吗？

其实，这个问题得分为两个层次来看。

短期看来，粥属于流质食物，不需要经过大量咀嚼与胃部蠕动即可快速进入小肠，分解为葡萄糖并被人体吸收利用，这大大减轻了肠胃的负担。一般胃炎患者胃酸分泌不足，喝粥能促进他们的胃酸分泌，有助于食物消化，还能提升血糖，从这个角度讲，喝粥确实"养胃"。对于刚刚做过手术，或者是大病初愈的人，粥确实是一种非常好的食物。

长期看来，喝粥并不能"养胃"，甚至适得其反！首先，粥是酸性食物，反酸或者胃食管反流的病人如果长期喝粥，很可能会导致症状加重。其次，唾液中的淀粉酶是一种非常重要的消化液，人在咀嚼时会大量分泌唾液，帮助食物消化。粥不需要咀嚼，长此以往，消化液的分泌功能会减弱。粥里大量的水分稀释了胃液，还使得胃容量增大，加重了胃的负担。最后，粥的消化速度快，提升血糖的速度和直接吃糖差不了多少。对于糖尿病患者来说，千万要少喝粥。

所以，胃肠道功能正常的人，不建议长期喝粥。

"垃圾食品"——方便面

不健康吗

首先声明，方便面并不是没营养，只是营养不全面。所有食物都是如此，我们不可能只吃一种食物，就能获取人体所需的全部营养。方便面的营养成分无论怎么看都不会输给粥。

生菜看上去很健康吧，但是只吃生菜，还不如吃方便面活得久。如果只能选一种食物，那么没有什么食物可以和方便面媲美。灾区缺乏食物的时候，救援人员几乎都是运送方便面。除了便于保存，在营养上，方便面也远比苹果要好得多。

方便面作为一种能量食品，本质上和米饭、面条没什么差别。对处于成长期的孩子来说，方便面可以作为正常食物的来源之一。

油炸不健康吗

油炸和非油炸只是面饼干燥的工艺，油炸可以使面饼脱水，非油炸则可采用热风、微波等方式干燥面饼。在干燥的过程中，这两种方式造成的营养素的损失差不多，油炸并没有损失更多营养。

首先，油炸食品出现在世界人民的餐桌上已经有几百年了，中国人传统的早餐有油条、油饼、油炸狮子头，英国人吃炸薯条、美国人吃炸鸡，可以说全世界都喜欢油炸食品。食用油本身含单不饱和脂肪酸、多不饱和脂肪酸等营养元素。

换句话说，如果不能吃方便面，岂不是连锅贴饺、油条、春卷、馓子、麻球都不能吃了？

防腐剂不健康吗

这是最大的谣言，因为比起其他食物来说，方便面是最不需要添加防腐剂的了。

方便面主要包括面饼、脱水蔬菜和酱料。面饼干燥高油、蔬菜干燥、酱料高盐，这些特性使得它天生就不怕腐败，谁还会费心费力大量添加防腐剂呢？当然，有些酱油、醋、食用油本身就有防腐剂，从成本控制和保证口味的角度来说，方便面企业真的没有必要再主动添加防腐剂。

盐太多不健康吗

方便面中钠含量超标。以一款常见方便面为例，其钠含量确实很高，达到了2300 mg，也就是2.3 g。

方便面里的盐确实太多了，除了面饼含钠，粉包也含有大量的钠。不过方便面包装上通常会提示：根据个人口味酌量添加。不要告诉我，你每次都是一口气全放，而且能一口气把方便面汤都喝光。

盐是否超标，主要还是控制在自己的手上。

刘国梁教练在里约奥运会上，给爱徒张继科、马龙开小灶煮方便面，第二天全国人民觉还没睡醒的时候，他们就拿了世界冠军。

地中海饮食

有一种饮食方式和中国式饮食恰好相反，它强调多吃蔬菜、水果、鱼、海鲜、豆类、坚果类食物，其次才是谷类。这是居住在地中海地区的居民所特有的，以意大利南部和希腊为代表，地中海饮食近年来被营养学家广泛推荐。

橄榄油是地中海饮食的核心，当地居民普遍用橄榄油代替其他食用油。橄榄油含有大量单不饱和脂肪酸（油酸）和多不饱和脂肪酸（亚麻酸和亚油酸），它在提供充足能量的同时，也能够调整血浆中高密度脂蛋白、低密度脂蛋白的比例。

蔬菜构成了地中海饮食的重要组成部分。沙拉是地中海饮食的核心，虽然中国人感觉吃沙拉像是在吃草，但这种轻加工的烹饪方式不仅能最大限度地保持蔬菜的营养，还可以在其中加入水果、坚果等其他食材，使其口感更加丰富，营养更加均衡。

蛋白质的选择很重要。肉里含有丰富的优质蛋白和其他营养，但在地中海地区，人们普遍以海鲜和豆类代替红肉和鸡蛋。这样的饮食习惯增加了海鲜和豆类的食用量，减少了红肉和鸡蛋的食用量，是地中海饮食的重要特色。

谷物的选择。地中海饮食推崇全谷物制作的产品，比如全麦面包和意大利面。制作意大利面的杜兰小麦是质地最硬的小麦品种，蛋白质含量很高，还有丰富的B族维生素、矿物质、纤维素，这都是现在的精米、精面不能比的。我们也有许多这样的食物，比如糙米、玉米、红薯，这些都是极好的主食选择。

我们到底要不要吃"饭"

看了地中海饮食的特点，你会发现，碳水在其中的存在感很低。但是，在国内，如果你早上不吃饭或者晚上不吃饭，都会被妈妈批评。

在妈妈批评你之前，你要先把观点亮出来："我不是不吃早饭，而是少吃'米、面'。"

饭并不等于"高碳水"！

千百年来，中国人对"菜"的定义很广泛，只要能上得了餐桌，除了米、面，其余的都被称为"菜"。

这些所谓的"菜"，其营养含量差距是很大的。

比如，玉米、土豆、胡萝卜、山药、藕等含有大量的淀粉，基本上可以取代米和面。再比如豆类，含有大量蛋白质，而绿叶蔬菜则含有大量的纤维素和维生素。

而中国人对于"饭"的定义，却非常简单，除了米就是面。

在古代，吃完米、面之后，人们可以立即投入生产或战斗，米、面当然是饱腹最好的食物。但是在现代社会，过于偏重米、面的饮食方式，其优势已经不明显了，米、面容易被吸收，能量容易积累。以米、面为主要食物的人，容易出现超重、肥胖、高血压、糖尿病等。

虽然不能说全是米、面惹的祸，但是如果你每天吃米、面，又大量吃那些含有淀粉的"菜"，淀粉的摄入一定超标。

大家一定都知道"营养金字塔"，它是1992年美国农业部制定的。其中提到的淀粉、蔬菜、蛋白质、脂肪的比例，完全是依据体力劳动者的需求计算得出的。虽然后期又做了一些修正，但是对于体力工作者和脑力工作者，对于不同年龄的人来说，这张表未免有些宽泛，缺乏针对性。

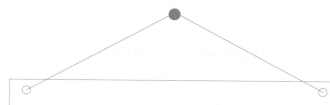

Dr.X说：

对现代人来说，主食的重要性已经大大降低了。
和吃饱肚子相比，食物的丰富性更加关键。为了丰
富主食的摄入，在蛋炒饭和麻辣烫中，我宁愿你选
择品种更多、营养成分更加丰富的麻辣烫。

4.5 买保健品是交"智商税"吗

目前，人们对于保健品有两种截然不同的观点：要么忠实拥护，服用五花八门的保健品；要么坚决反对，认为买保健品都是交"智商税"。

那么，作为一个忙碌的"80后"外科医生，我是怎么理解的呢？

有些年轻人认为老年人购买保健品是"傻"。但是，如果设身处地想想，身体各项机能的衰退是不可逆的，一些保健品更多是在安抚人们对衰老的焦虑，以及对死亡的恐惧情绪而已。

随着年龄的增长，你自己也会逐渐感受到身体上的变化，开始变得力不从心。

到时候，曾经你不屑一顾的保健品，就会成为你唯一的"抓手"。

古时候的皇帝，坐拥天下的医疗、保健资源，却一个又一个服下水银、朱砂炼制的"仙丹"。这些"重金属爱好者"难道不知道"人有生老病死"吗？为什么还要苦苦寻求"仙丹"，盼望长生不老呢？

到了一定年纪，人的心中只有一件事最重要，那就是永葆青春，延年益寿。

人类害怕衰老，害怕死亡，这是保健品存在的天然条件。中国人还有一种以形补形的"补"文化，给所谓的保健品的功效插上了想象的翅膀。因此，鳖精、蚂蚁制品、燕窝、冬虫夏草等，只要你能想到的，市面上都能找到。保健品市场也参差不齐，飞速扩张。

混乱的保健品概念

吃保健品活得更久，这有可能吗？

我们首先要清楚以下概念：保健品是保健食品的简称，保健食品要具有"蓝帽子的标志"（我国保健食品专用标志），超市药店均有售。

膳食补充剂（dietary supplement）是美国对保健品的法律定义。1994年美国国会颁行了《膳食补充剂健康教育法》，保健品也开始遍布美国的超市和药店。

过去还有补品、营养品这些说法，虽然措辞有差异，但是其内核是一致的，就是我们从日常生活中无法获得足够的营养，需要额外补充。

医药产品在上市前需要大规模的临床试验，看看它对于某种疾病是否有治疗的功效。如果有，它就可以称为药品；如果没有，它就只能算是保健品。

所以，你懂了吗？"保健品"的潜在含义就是，它不能治病！

到底要不要吃保健品

关于保健品，有一个原则，饮食中缺乏而人体又需要的成分，就可以补。

换句话说，保健品含有的成分，全都可以靠饮食来补充。

但是，现代人会因为各种各样的原因，导致饮食不均衡，这也是保健品存在的意义。

那么问题来了，我怎么知道自己缺什么呢？

从理论上来说，正常的均衡饮食，什么都不缺。但是，因为生活方式的变化，人群会出现普遍缺少某种营养的情况。

主食精加工——B 族维生素的缺失

B 族维生素大多存在于谷物的表皮中，但在精加工过程中，它们被去掉了。

B 族维生素包括维生素 B_1、维生素 B_2、维生素 B_6、维生素 B_{12}、烟酸、泛酸、叶酸、生物素等。如果缺少 B 族维生素，细胞功能会马上降低，引起代谢障碍，这时人体会出现食欲不振。此外，喝酒过多等导致的肝脏损害，在许多情况下是和维生素 B 缺乏症并行的。

人体需求量增大——
绿色植物摄入减少，叶酸也不够

叶酸是一种水溶性维生素，因在绿叶中含量十分丰富而得名，又名蝶酰谷氨酸。菠菜、花椰菜、番茄中叶酸含量十分丰富。人类肠道细菌能合成叶酸，故一般不易缺乏。当吸收不良、代谢失常或长期使用肠道抑菌药物时，可能会造成叶酸缺乏。

但是，女性一旦怀孕，无论怎么吃，叶酸都是不足的，所以需要补充。

此外，心脑血管疾病发生率与血同型半胱氨酸水平密切相关。叶酸是迄今已知降低血同型半胱氨酸水平最有效的药物，因此长期服用叶酸能够显著降低罹患脑中风的风险。需要注意的是，孕妇所需要的叶酸量和降低血同型半胱氨酸的叶酸量并不相同。

地域饮食差异——碘和脂肪酸，海带和海鱼

沿海地区居民不缺碘，而内陆地区居民碘摄入不足；ω-3（欧米伽-3）脂肪酸在海鱼中含量丰富，但内陆地区居民水产摄入相对较少而呈现 ω-3 脂肪酸摄入普遍不足。现在物流很发达，内陆地区居民也能吃到沿海的水产了，但水产摄入依然普遍不足。

ω-3 脂肪酸可以抑制肝内脂质及脂蛋白合成，降低血浆中的胆固醇、甘油三酯，减少坏脂肪，增加好脂肪。因此，内陆地区居民可以适当补充。

户外活动减少——钙的流失和维生素 D_3 不足

虽然维生素 D 是人体唯一可以通过晒太阳就能合成的维生素，但实际上由于户外活动减少、空气污染及防晒等因素，中国居民普遍存在维生素 D 摄取不足的情况。中老年人、绝经后的妇女等人群尤为严重。维生素 D 不仅跟人体的骨骼、牙齿健康密切相关，近年来研究还发现，补充维生素 D 还能在一定程度上起到预防自身免疫性疾病、高血压和感染性疾病的作用。

保健品怎么买

看标识

产品上是否有"国食健字"字样。

"国食健字"是由国家市场监督管理总局（原国家食品药品监督管理总局）批准生产的保健品的通过字号，正规保健品的包装盒上一

定会有这个标识，还会有一个相应批号。

登录国家市场监督管理总局官网，输入"国食健字"加批号查询，就可以知道这个保健品是否正规。

看渠道

选择正规渠道购买。

正规厂商的保健品会进入药店、商场、超市。所谓"厂家直销，价格特惠，海外进口"，都是骗人的鬼话。因为他们资质不够，无法进入正规销售渠道，只能去骗老人，而且他们极有可能偷税漏税。

保健品不能治病

我的爷爷曾经一度迷恋苦瓜，认为它可以降血糖，而且吃了之后神清气爽，于是擅自停掉降糖药，结果因为糖尿病再一次住院治疗。

那些号称能够"溶解血栓""治愈中风""根治糖尿病"的保健品全都是夸大宣传，混淆了保健品和药品的概念，非常不靠谱。

对于高血脂、高血压、糖尿病、骨质疏松等老年人常见病，国家市场监督管理总局反复强调：所有的保健品都不能替代降压、降糖和降脂等药物；不能用来治疗和预防疾病；该吃的药一点都不能停！

吃多了反而有害

服用保健品应该依据身体检查结果，在医生的指导下有针对性地补充营养素。维生素A、维生素D、维生素E都是脂溶性维生素，只能溶于油脂中，通过尿液是排不出体外的，所以容易在人体内堆积过多，引起中毒。

如果你问推销员你缺什么营养，你得到的答案可能是："这也缺，那也缺，你什么都要补！"

随意补铁、补钙、补锌，结果很可能是该补的没补上，不需要补的又摄入过量，反而有害健康。

控制费用

天价保健品，别乱买。

常规保健品的价格几十、几百足矣。但是有些厂商推出几千、几万的保健品，号称有神奇的效果。

首先，所谓的进口保健品并没有神奇的功效，更没有什么几经辗转才能从国外淘到的货。如果某款保健品确实效果很好，那它一定已经在最短时间内覆盖了全球市场。

如果你真的缺乏某种维生素，几百元的天然维生素的效果和几块钱的药品完全一样，而且国家对药品的管控要比对保健品严格和健全得多。举个例子，2块钱的维生素C作为药品，从研发到出厂销售，无论是研发的费用，还是临床试验等的要求都远高于普通保健品。而保健品生产厂家有很多的小厂商，或者贴牌加工，生产工艺远远不如药品。

所以，说到安全性，药品的安全性大于保健品。

Dr.X说：

医学上有个"安慰剂效应"。

两组随机的患者，都吃一样的药。一组患者被告知吃的是神药，另一组患者被告知吃的是普通药，结果第一组患者感觉病好得更快！

也有这样的试验，中学生开学后，校长随机找了一个班，告诉老师和学生，你们是精挑细选的"重点班"！结果到了毕业，这个班的成绩果然是第一名。

这就是心理暗示，保健品也许还有这种神奇的功效。

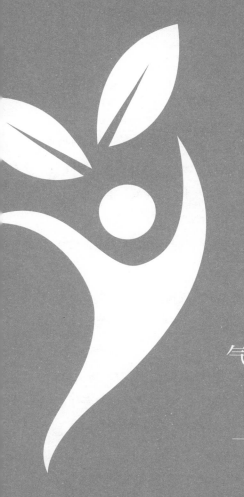

提　升
气质与“颜值”

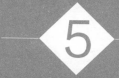

5

5.1 养成这些小习惯，轻松提升"颜值"

如何持续提升"颜值"

美国经济学家丹尼尔·汉默出版过一本严肃探讨美丽所带来的收益的书籍——《美貌价更高》。研究发现，"颜值"低的人比"颜值"高的人，平均收入要低14%。"颜值"成了一个人的重要资本。

什么才是高"颜值"？

在中国，浓眉大眼是高"颜值"的标配，同时西方人的高鼻梁也广受追捧。

不同时期、不同地域，审美标准从来不是唯一的，人类近50年才开始普遍喜欢纤细的身材，小眼睛的艺人也越来越多。但是，无法否认，每个时代都有一个审美的核心标准。

这个年代的高"颜值"都有哪些构成要素呢？

脸型：一般都是鹅蛋脸或者锥子脸，下巴部分一般都比较小巧，甚至很尖。脸型线条往往都很流畅，脸型看起来十分饱满，骨骼感并没有那么明显。

眉毛：一般是平粗直眉，并且距离眼睛较近，给人以一种深邃感。

眼睛：往往比较大，最明显的就是宽欧式双眼皮。

鼻子：一般比较小巧，鼻头小，鼻翼宽。

嘴巴：大小没有限制，但嘴唇都比较饱满。

所有人的"颜值"都更靠近这个时代的"高颜值"，当然是一件好事。

但是，当越来越多的人通过整形或者化妆达到这样的效果时，带来的最大问题就是缺乏辨识度。很多整容的"网红"看起来都无比相似，因此这种脸统称为"网红脸"。

"网红脸"现在似乎又成了贬义词。但事实上，很多人嘴上说着"网红脸"的种种不好，却依然难掩对这种脸型的喜爱。

你能遗传爸妈的高"颜值"吗

如果父母都是高"颜值"，我们的"颜值"当然会有一个好底子。

所有父母都希望孩子遗传自己的优点，但有时却事与愿违。

我们的"颜值"到底是遗传自爸爸还是遗传自妈妈呢？

肤　色

肤色一般在遗传中是最为客观的存在，基本上都是平均了父母的肤色。

像黑色人种和白色人种结合后，他们的孩子相较于黑色人种往往会白很多。比如我们熟知的篮球巨星库里，他的父亲是黑人，母亲是白人，他的肤色就中和了父母的肤色，呈现出棕色，甚至有点偏白。再比如乔丹的父母都是黑人，所以他的皮肤就是黝黑的。

大部分中国父母的肤色差别不大，所以，孩子的肤色也会接近父母的肤色。如果父母中有一个皮肤偏黑，那么孩子一般也不会特别白。

眼　睛

有的人生来就是双眼皮，很多人羡慕双眼皮，因为双眼皮在视觉上有放大眼睛的作用，这里的双眼皮是显性遗传。父母一方有双眼皮，那么孩子是双眼皮的概率就很大。如果父母双方都是单眼皮，那么孩子是不可能出现双眼皮的。

也有人会疑惑，为什么父母都是双眼皮，偏偏宝宝是单眼皮呢？

其实，眼部从生长到定型是需要时间的，一般来说，依据刚出生婴儿的长相来判断其是否是双眼皮是不准确的，单双眼皮这一特征到青春期后才会定型。

眼球颜色

目前，人类的眼球颜色可以大致分为下面七种。

黑色：这种眼球颜色是最常见也是最多的，一般是东亚人和非洲人。

蓝色：欧美人特有的眼球颜色。

绿色：北欧人特有的眼球颜色。

棕色：这种眼球颜色在亚洲人中较为常见。

褐色：也是亚洲人中比较常见的眼球颜色。

黄琥珀色：同样是亚洲人中常见的眼球颜色。

灰色：这种眼球颜色在欧美人中相对较多。

需要注意的是，黑色眼球相对于其他颜色的眼球而言是显性的，因此，我们看到的很多黑眼睛的亚洲人生出来的混血儿，眼睛都是黑色的。

发　色

常见的发色有黑色、棕色、金色和红色。

人群中黑色头发最常见，因此人们一度猜测，深色头发是显性的，而浅色头发是隐性的。如果头发呈现黑色，则说明头发皮质内所含的颗粒状黑色素量很多；相反，如果黑色素呈现溶液状态的分布模式，则头发会带有红色元素。

不过，发色不像肤色那样好预测，毕竟黑色头发和金色头发的父母，依然可能生出金发的孩子，甚至几个孩子的发色完全不一样。

鼻 子

东方人的鼻梁往往较低，西方人的鼻梁高。

鼻子的形状也属于显性遗传，东方人和西方人混血的孩子，往往都会有坚挺的鼻梁，因此混血儿往往被认为"颜值"较高。鼻子的形状也是在成年之后定型的，如果父母双方有一个高鼻梁，那么孩子刚出生时鼻梁可能不够挺拔，但在成年后依然有可能变成高鼻梁。

改变"颜值"，整一下靠谱吗

遗传解决不了的问题，只能通过后天的办法来解决。

你想到的第一种方法是什么？没错，就是整形手术。

世界多数地方的整形手术都是从正畸开始的：切除面部的肿瘤，矫正唇腭裂、修复受伤的鼻子。包括亚洲整形大国——韩国，它也是从 20 世纪中期开始发展整容的。

医学本来是为人类健康服务的，但是，当一项技术和商业价值挂钩后，就会开拓新的道路，整形手术开始慢慢跳出医学的范畴。

首先，人们对正畸的定义改变了，人们开始认为单眼皮、鼻子不挺需要矫正；胸小，臀部不够翘需要矫正；衰老和皱纹更需要矫正。

如果不解决，就会影响到自己的心理健康。

于是乎，整形手术越做越多。中国的整形产业在2004年、2005年迎来爆发式发展。如今，整形被人们看作对自己的投资，认为对自己的"颜值"都不重视，是一种失败的表现。

面对如此巨大且发展迅速的市场，中国的整形产业出现了严重的问题：缺乏规范，鱼龙混杂。整形医院名字响亮、海报精美，但这并不能说明问题。央视就曾经报道过这样一则新闻：6500的培训费，4天就能拿到整形医生的"资质"，并且包教包会。这样的整形机构，简直是洗钱的机器。

关于整形，我有下面的建议。

同样是双眼皮，有好看的，也有可怕的。美本身没有绝对标准，即使是在国内一流的医院做的整形手术，也会有人不满意，这不是技术的问题。即使整形手术成熟到可以让人们像玩电脑游戏一样随意选择容颜，但它也是有风险的，不一定能让你变美。

整形手术的效果有限，很多人都喜欢拿着自己喜爱的演员照片去找整形医生，但他们几乎不可能获得满意的结果。

即使你选择了整形手术，也要尽可能选择可逆的整形方式。整形的方式有很多，缩、瘦、丰身体的部位和五官，工具不论是刀还是针，都很难逆转。在这些选项面前请考虑清楚，即使不满意，你也不能回到从前了。潮流的周期会改变，你可以看看一度流行的中年阿姨纹的眉形，你现在还喜欢吗？

选择正规的整形医院当然是必须的，任何手术都有风险，如果医院备有麻醉医生、血库、医疗护理团队，在关键时刻是可能会救命的。

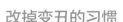

改掉变丑的习惯

另外，下面这几个小习惯也会让你容貌变丑，如果你有这些习惯，一定要慢慢改掉。

长期用口呼吸

虽然我们的嘴巴和鼻子都能呼吸，但鼻子是主要呼吸器官，如果口腔呼吸占据了30%以上，就是"用口呼吸"了。长期用口呼吸会导致下巴后缩、面部塌陷、牙齿排列不齐、龅牙、鼻子扁平和脖子前倾等。

长期低头

由于网络和科技的发展，现在诞生了"低头族"。表面上看低头没什么大问题，但长期低头不仅会危害颈椎，还会加速皱纹的产生。另外，低头时产生的力会对脂肪产生一个反向牵引，进而造成双下巴等。

单边咀嚼

我们常说"对称美"，殊不知咀嚼也要讲究这种对称美。可能有的人因为一侧咀嚼疼痛，选择了单边咀嚼。这种长期的单边咀嚼会导致经常被使用的一边脸部肌肉丰满，而不经常用的一边会萎缩变小。

眯眼看东西

这一点在近视的人身上体现得最明显，甚至有的人视力正常，在看不清东西时也会眯眼看。这种长期眯眼看东西的习惯会使眼轴拉长并且难以逆转，这不仅会加重近视的程度，长此以往还会导致眼球突出。

Dr.X 说：

　　"颜值"并不是在择偶、求职的时候才需要，它本身就是自身价值的一部分，想要成为更好的自己，这个想法本身就值得夸赞。管理身材、打理发型、清洁皮肤，如果你真的把"颜值"当回事，"颜值"带来的益处也绝对不会让你失望！

5.2 90后"自杀式秃头"还有救吗

网络上有一张图片，流传广泛：本科、硕士、博士，随着学历不断提高，头发不断减少。

摸摸自己的头发，我顿时觉得自己是个幸运儿。

世界卫生组织的一项调查显示，平均5个人中就有一个人存在脱发的症状，30岁前脱发的人占比更是达到了84%，脱发正在呈现年轻化趋势。

越是大城市，对假发的需求量就越大。这从侧面印证了，压力对脱发确实有一定影响。年纪轻轻就变成秃头很让人焦虑，于是很多人将自己的精力放在了头发上。

你一定在社交媒体上看过这样的照片：把艺人的照片修成剃光头的样子，他们并不比普通人更好看。可见，发型可以占据"颜值"一半的权重。"小鲜肉"变成"老腊肉"，其实只改变了发型。

为什么存在"地中海""地方支援中央"的发型？因为大家认为头发实在是太重要了，只有一些也比完全没有好。

什么样的人会秃发

秃发而非脱发。

脱发是指头发脱落的现象。正常脱落的头发都是处于退行期及休止期的毛发，进入退行期与新进入生长期的毛发处于动态平衡中，故能维持头发的正常数量，一般人每天会掉50～100根头发，当然也会长出这么多头发来。

如果脱发超过正常的生理范围，脱的多，新生的少，时间长了，就会变成秃发。或者头皮某个区域，如头顶部、两额区脱发较多，头发变细，显露头皮；或仅有纤细的毛发，覆盖不住头皮，甚至呈现光滑无毛，这都被称为秃发。

如果你的父亲是光头，那你有很大概率成为光头。

如果你的叔叔伯伯都是光头，对不起，那你几乎一定会成为光头！

这种秃发就叫做雄激素性秃发。

雄激素性秃发显然和遗传有很大关系。据调查，我国男性型秃发中53.3%～63.9%有家族遗传史，而且父系遗传明显高于母系遗传。但很遗憾的是，有关致病基因现在还没有找到。研究发现，至少有80%的白人男性到70岁时都会出现男性型秃发，因为太常见，以至于被大多数人认为是生理现象而不是一种疾病。雄激素性秃发在20～30岁开始发病，而且1/4的患者在25岁以前就开始脱发，年龄越大，脱发的范围就越大。

而"雄激素性秃发"顾名思义，除了和遗传有很大的关系，雄激素在其中也起着重要的作用。

雄性激素有睾酮和二氢睾酮，二者在青春期有不同的作用：睾酮的生理作用是增加肌肉量、促进阴茎和睾丸的生长、改变音色、促进腋毛和阴毛发育等；二氢睾酮的作用是促进颞区的头发生长，痤疮、前列腺的生长，胡须区、外耳、鼻孔和肢体的毛发生长。

45岁之后，雄激素明显减少，女性在绝经期，雄激素也会减少。这时候，脱发就来了。没错，女性的毛发生长靠的也是雄激素。

秃发有药可治吗

答案是：有的！

对比一下你5年前的照片，你的发际线有没有升高呢？

没错，大多数脱发就是从前额开始的，主要是因为人类头顶部和前额头皮中的5-α还原酶的活性很高，可以把睾酮(主要的雄性激素)转化为二氢睾酮。二氢睾酮可以和毛囊细胞上的雄激素受体结合在一起，使毛囊萎缩。而头皮的颞部和枕部，也就是两侧和后脑勺部位，对5-α还原酶并不敏感，所以这些部分的头发并不脱落或者脱落很少。

治疗雄激素性脱发主要的药物叫做非那雄胺。它针对的就是这种5-α还原酶，它可以降低后者的活性，减少二氢睾酮的含量，这样萎缩的毛囊就可以逐渐恢复活性，慢慢就会长出头发来。

如果你真的是这种原因引发的脱发，一定要早治疗，不要幻想脱发会自行好转。需要注意的是，非那雄胺治疗，一般最少3个月才有效果，连续服用1~2年才能达到较好的疗效，如果需要维持较好的疗效，则需要继续坚持长时间的治疗。

除了脱发者，还有一个群体会长期服用这种药物，那就是老年群体中的前列腺增生患者。1992年，非那雄胺被批准用于治疗男性前列腺增生，它的主要研发人员给它取名为Proscar(保列治)，药物在投放市场之后，非那雄胺的副作用开始显现出来，例如引发性欲降低、射精减少、精液稀等问题，在进一步的使用中人们发现，它还有一个副作用——它会促进毛发的生长。

大部分老年人在头发比较稀少的情况下服用非那雄胺之后，发量会明显变多，发明这个药品的默沙东公司发现了巨大的商机。在经过多次的临床试验后，美国食品药品监督管理局终于批准这种药物可以用于治疗脱发。

用这种药治疗脱发所需的剂量较小，一般是1片1 mg的，药名叫保法止。而用来治疗前列腺增生的用量大，一般是1片5 mg的，药名叫保列治。

除此之外，还有一种药物可以促进毛发生长，也是治疗脱发的常用药——米诺地尔。1979年，米诺地尔通过了美国食品药品监督管理局认证，开始被用于高血压的治疗，但越来越多患者使用这个药物之后，出现了一种比较明显的副作用——多毛症。

这种药物的两种作用，还引起了专利之争。用于降压是口服，用于生发是外涂。在长达数十年的专利斗争后，两种专利最终合并。其实医学上有很多这样的巧合，比如"伟哥"最早是用来治疗高血压的。

女性的"颜值"杀手——产后脱发

对女性来说，还有一个巨大梦魇，产后脱发！

生过孩子的女性通常会变胖，熬夜喂奶又让她们面容憔悴，如果再加上脱发，那谁受得了！

实际上，产后脱发属于休止期脱发的一个特殊类型。

人的头发的生命分为生长期、退化期与休止期。我们的每一根头发都分别处于不同的阶段。也就是说，有些头发正处于生长期，有些则处于退化期与休止期。

由于怀孕生产、营养不良、外科手术，以及其他应激反应改变了头发毛囊的生物钟，结果女性的大量头发异常地同时进入休止期，一般产后 3 个月开始脱发，也有产后 7 个月开始的。此后，同时进入休止期的头发，又会陆续进入生长期。所以一般不超过 1 年，发量又会恢复。

有 35% ~ 45% 的女性认为这种脱发的过程比较难熬，其中有些人会异常紧张、焦虑，甚至患上产后抑郁等，进一步加重脱发。

看了我的科普之后，你就会知道产后脱发并不可怕。我们能做的就是保持心情愉悦，更重要的是家人也要给予产妇更多的关爱和理解。

什么是"鬼剃头"

还有一种很特殊的脱发。一觉醒来，或者在理发店理发的时候，或者无意中被家人、朋友发现头发突然秃了一块或者几块，这就是典型的"鬼剃头"，医学上称为斑秃。

斑秃脱发的区域、形状一般比较规则，最常见的就是圆形秃发区域，而且不一定是头发，也可能是眉毛、胡须、阴毛等。

斑秃的病因非常复杂，与创伤、精神异常、感染病灶和内分泌失调，以及身体免疫系统异常（比如免疫系统疾病）等可能有一定的关系。父母有斑秃病史的话，子女也有可能会遗传。斑秃可能伴随一些疾病，比如过敏性鼻炎、哮喘、特应性皮炎、白癜风、甲状腺功能亢进、桥本甲状腺炎、糖尿病等。所以，出现斑秃的时候你应多想想自己有什么身体异常，告诉你的就诊医生，并适当地做一些检查，以排除某些潜在疾病的可能性。

大多数斑秃都不算严重，半年到一年可以痊愈，但是那些容易斑秃复发的患者、脱发范围大的患者，以及发病年龄小的患者，恢复的时间可能要更久，更难治愈。我们能做的就是，一定要注意饮食、睡眠，缓解精神压力。

实在长不出来怎么办？我可以去植发吗？

整体上，脱发可以分为两大类：瘢痕性脱发和非瘢痕性脱发。

常见的就是非瘢痕性脱发：头上的皮肤是好的，但就是长不出头发。

而瘢痕性脱发就是，头皮有瘢痕，长不出头发了。比如，红斑狼疮中的盘状红斑狼疮、扁平苔藓、假性斑秃、毛囊炎性脱发、脓疱性毛囊炎和头部毛囊周围炎、瘢痕疙瘩性痤疮，以及某些继发性的疾病如烫伤、微生物感染等，都会导致瘢痕性脱发。

无论什么样的脱发，如果经过积极治疗，还是长不出头发，我们就要想办法了，毕竟这对我们"颜值"的困扰真的不是一点点。

这时候，植发就是一个重要的选择。

首先你必须知道，用来植发的毛囊不是凭空产生的，而是遵循整形外科的一个重要原则——"劫富济贫"，从毛发密集的地方（一般是后脑勺的位置）取毛囊，再移植到需要毛囊的地方。

但是，植发并非一劳永逸。术前一定要评估患者的毛发状态是否适合毛发移植，设计手术方法，关键是植发效果要自然。

手术后也可能会出现并发症，比如移植区头皮的毛囊炎、瘢痕形成、感觉减退或者过敏、局部继发细菌感染等。一般移植后2～3个月毛发开始重新生长，手术后的脱发只是暂时的。最好长期坚持口服非那雄胺以维持局部非移植部位毛发的生长，不然可能需要反复植发和调整。

当然，选择合适的假发，或者彻底更改自己的发型，也是不错的选择。

Dr.X说：

光头的人有很多，有人说，光头让他们显得更加睿智。其实，多数人依然非常介怀，只是他们的秃头无法找到更好的解决办法而已。

所以，如果你每天头发脱落超过100根，而且持续三个月以上，请赶紧去皮肤科就诊，也许还有挽救的机会！

5.3 好皮肤是怎么养成的

白雪公主有雪白无瑕的皮肤；而巫婆是暗沉、满是皱纹的皮肤；伏地魔、小丑、反派人物的皮肤往往透露出阴森和腐败的气息。

自古以来人类就有个通病：以貌取人。好皮肤给"颜值"加分，而长斑和有皱纹的皮肤让你看起来就像一个坏人。

好莱坞女演员可以通过锻炼和控制饮食来保证好身材，但是，一旦皮肤衰老，她们就再也无法驾驭年轻的角色了，再多的化妆品也无济于事。

压力、熬夜、吸烟、喝酒、风吹、日晒，让皮肤出现了两个严重的问题：长斑和皱纹。

老年斑和祛斑

斑，其实就是色素沉着，如果斑有高低不平，就是附带了一些角化不良。

老年斑只是一种通俗的说法，它在医学上被称为"脂溢性角化病"，只是在中老年人身上比较常见，所以才被称为老年斑。老年斑和其他疾病一样，也分为各种时期的形态。在早期，老年斑一般比较小且平缓，界限感也很清晰，会呈现出黄色、黄褐色等。到后期，老年斑会扩大，最大可能会有数厘米。

雀斑、黄褐斑、老年斑，虽然它们的发生机制和特点各有不同，但是有一个共同的原因——光照。受到侵害的皮肤为保护自己不受灼热光线的伤害，开始制造色素来进行抵抗，加上油脂、皮肤角化的作用，这种黑色并不均匀。老年斑也是有家族遗传倾向的，如果家中长辈身上长老年斑，那么下一代人身上也更容易出现。

如果你上网搜索"祛斑"一词，那么得到的结果几乎都是广告，很少有人会告诉你祛斑的原理。在这里我要跟大家简单介绍一下，现代医学是如何淡化这些恼人的色素沉着的。

淡化色素

维A酸可以纠正或预防有害因素对真皮结缔组织生化成分及形态结构引起的异常，刺激皮肤细胞外基质蛋白合成。

加快代谢

市面上常见的刷酸治疗，可以使皮肤的代谢更快。

局部破坏

激光和冷冻是两种破坏性的方式，对于局部用药无效的斑，我们只能用损伤较小的方式，破坏这些皮肤，然后期待其再生。

目前还有一些新兴的祛斑方式，比如"皮秒"。

皮秒最早就是用来洗文身的，其实就是指皮秒激光，就是激光发射的脉冲持续时间（脉宽）达到皮秒级别的激光。它可以有针对性地把色素颗粒给震碎，起到祛斑的作用，损伤比常规的激光和冷冻要小。

很遗憾地告诉大家，目前市面上的各种面膜只能保湿，很难达到祛斑的效果。

过去人们认为，斑不是什么大问题，即使放任不管，也不会有什么问题。但是它不会自己消退，对"颜值"的伤害更是累加的。

为什么会长皱纹

女演员数着自己脸上的皱纹，"比昨天又多了一条"，会默默地流下眼泪。

人们对于皱纹的关注已经到了"丧心病狂"的地步。人们给不同部位出现的细纹都起了不同的名字，什么抬头纹、川字纹、鱼尾纹、法令纹、笑纹、唇上纹等。

造成皱纹的关键原因就一条：胶原蛋白不足。

胶原蛋白是结缔组织的黏合物质。在皮肤方面，它与弹力纤维合力构成网状支撑体，给真皮层提供有力的支撑，把表皮撑住，不让它们松弛下来。

从20岁开始，皮肤的胶原蛋白就开始减少，皮肤变薄，失去支撑，开始出现皱纹。

时光无法倒流，婴儿般吹弹可破的肌肤再也不能重现，你的皱纹会越来越多。另外，以下一些不经意的操作也会加速这个过程。

趴着睡

如果你在夏天早上起床的时候，脸上有凉席的印记，一定会引来嘲笑。但更严重的问题是，面部的皮肤长期承受与枕头间的摩擦力，长此以往就会形成可怕的"睡纹"。当然，20岁以前这种睡纹会很快恢复，但30岁之后，睡纹就会慢慢浮现在你的脸上，无法消除了。

表情多

如果你是个爱憎分明、时常大哭大笑的人，毫无疑问，你的表情纹会更加严重，尤其是嘴唇和眼角部位，这就是你哈哈大笑的时候经常用到的区域。生活中的快乐当然不能被剥夺，但是作为成年人，一些无聊的鬼脸和眯眼看东西，完全可以减少。

胖瘦变化

如果你反复增重和减肥，皮肤会被拉伸再收紧，反复几次，皮肤就会失去弹性，这就像产后的妊娠纹一样，难以收紧，无法恢复原状。所以无论胖瘦，维持体重的稳定很重要。

吸烟、日晒、缺水

日常对皮肤的保养，当然也很重要。但是，所谓面膜和昂贵的化妆品都无法抹平日晒和缺水对胶原蛋白造成的损害。减少日晒、保持皮肤的湿润，以及戒烟是必须要做到的。

如何消除皱纹

有人说，皱纹不就是缺乏胶原蛋白吗？我们直接吃鸡爪、猪蹄补充胶原蛋白行不行？

饭店有时甚至会在这些菜肴后面标注：具有美容养颜的功效。

实际上，直接吃胶原蛋白作用非常有限。

基本上，所有的营养物质都是由小肠黏膜的上皮细胞吸收的，蛋白质要分解成单个氨基酸才能被吸收。所以，无论你吃什么，最后都会被分解成单个氨基酸。

举个例子，你想在小岛上盖一座房子，最直观的想法就是把外面的房子搬过去，这就类似于吃胶原蛋白。

但是，我们没有那么大的船，只能把房子拆了，把砖块和水泥运到小岛上再重新盖。

后来人们发现，我们根本不需要把房子拆了，随便哪里得到的砖块和水泥都可以用来重新盖房子，所以，只要吃了含基础氨基酸的食物，人体都可以合成胶原蛋白。

所以，"吃什么补什么"这种观点并不科学。我们只需要获得合成这种营养物质的原材料就足够了，你从什么食物中获得都可以。

问题在于，衰老的皮肤合成胶原蛋白质的信号不够，这相当于小岛上盖房子的人工作效率降低了。这时候，无论我们提供多少原材料，都没有用。这才是皮肤产生皱纹的真正原因。

衰老无法逆转，任何"让你皮肤重返20岁"的宣传都是谎言，我们只能通过一些外部措施，尽可能改善外观而已。

日常预防

各种护肤品有一定清洁补水的效果，但作用比较有限。

注射疗法

可以通过注射玻尿酸和胶原蛋白把皮肤撑起来，但问题是其有效时间相对比较短，只能维持3 ~ 6个月，而且看上去脸部肌肉会有些僵硬。

可以把自己的脂肪注射在出现皱纹的位置，这种方法的优势在于不会排异，但问题是，依然需要多次注射，而且脂肪细胞不容易存活。

无论注射了什么填充物，人们都只能消除静态皱纹，但是一旦做出表情，还是会出现"动态皱纹"，藏也藏不住。

怎么办？人们又想到了一种新的方法：肉毒毒素注射。

肉毒毒素注射是一个广为流传的除皱方法。肉毒杆菌是一种生长在缺氧环境下的细菌，它可以产生一种肉毒毒素，抑制胆碱能神经末梢释放乙酰胆碱，导致肌肉麻痹，但是用量大了会导致死亡。

肉毒毒素能使肌肉麻痹，这让医生们产生了新的想法：在眼睑痉挛、痉挛性斜颈这些疾病中使用肉毒毒素注射治疗，让原本痉挛的肌肉可以得到放松，从而缓解症状。

这让大胆的美容医生发现，如果肌肉放松，就不会做出夸张的表情，更不会出现皱纹了。于是，少量地注射肉毒毒素迅速风靡全球。

注射肉毒毒素之后，肌肉麻痹了，问题是失去了丰富的表情。

对于大多数追求美的女性来说，表情怎么会比一张洁白无痕的脸蛋重要呢？

还有没有更彻底的方法呢？当然有。

手术除皱

除皱手术俗称拉皮手术，切口多选在发际内、耳旁或耳后隐蔽处，切除一部分皮肤，让剩余的皮肤变得更加紧绷。手术除皱效果持续时间长，还可以反复拉皮。其缺点就是：要做手术，有可能发生手术的并发症，比如出血、肿胀、感染等，而且术后一般至少需要2周的恢复期。

皮肤最大的敌人是什么

虽然抽烟、喝酒、熬夜对皮肤有影响，但它们绝对不是皮肤最大的敌人。

皮肤最大的敌人只有一个——紫外线！

本书前几章提到，随着室内活动的增加，人类接触的阳光越来越少了。这无形中造成了更多的近视、维生素D缺乏等问题。

但是，在光照减少的情况下，人的皮肤变好了。按照波长长短，我们可将阳光分为可见光、紫外线和红外线三部分，会对皮肤造成伤害的主要是中波紫外线和长波紫外线。

中波紫外线会导致皮肤晒伤或晒黑，但经过护理可以修复；而长波紫外线可以直达皮肤的真皮层，破坏皮肤里的胶原蛋白和弹力纤维，加速皮肤的老化，这种损伤是不可逆的，日积月累后，皮肤会越来越脆弱，皮肤问题也会全部显现到皮肤的表皮层。

紫外线的危害还不止于此，还有致癌和致畸的作用。如果能够看到皮肤上微微隆起的黑色斑块周围出现了红色、不规则的丘疹，表面附着干燥粘连性鳞屑，那么有可能是日光角化病。这种病人需要格外注意，因为它有可能发展成皮肤癌。不仅不要长时间日晒，更不要用手反复去抓。如果能够看到斑块颜色变深了，并且触碰时有疼痛感，还十分容易破溃，就应该及时就医。

所以，如果说有一种所有人都需要的化妆品，那就是防晒霜。

生活在雨季长或者山区的人，皮肤都会更好，比如生活在山城重庆的人。而手术室的护士和麻醉师每天基本不见阳光，还会长期佩戴口罩，他们的皮肤往往也比普通人衰老得更慢。

Dr.X说：

阳光强烈时，防晒衣、遮阳帽、遮阳伞都很有帮助。深色并且有一定厚度的衣服效果最佳，白色衣服只能反射热度，却无法阻隔紫外线。

使用防晒霜。出门前10～20 min就应涂好防晒产品。每次至少须有1～2 mL的量，有一定的厚度，才能达到最佳防晒功效。

流汗或者毛巾擦拭等都会弱化防晒效果，重复涂抹可以保持防晒效果。任何保养品，甚至只是水，只要覆盖在防晒霜上，都会影响其防晒效果，因此游泳或流汗后必须补涂防晒霜。

90%的紫外线都能穿透云层，阴天依然需要防晒；玻璃也如此，它只能隔离中波紫外线，而长波紫外线会穿透玻璃，所以在车内和室内依然需要防晒。

5.4 被妖魔化的脂肪

你的体重标准吗？你为减肥付出了什么代价？

胖一点好，还是瘦一点好？

在漫长的人类历史上，瘦并非一直受欢迎，无论从审美上还是健康上，都是如此。

曾经有研究表明，体重稍重的人寿命更长。有人说超过标准体重10% ~ 20%者死亡率最低。

较胖的人之所以比较长寿，是因为胖人的皮下脂肪层较厚，抗寒、抗病能力比常人强，更经得起疾病的"折磨"。而瘦的人抵抗力相对较弱，对环境的适应性差，特别是对流行性感冒、上呼吸道感染、肺炎等急性传染病的抵抗力较差。

心脑血管疾病现在是人类健康的第一杀手。但是，人类的寿命一度比较短，甚至活不到心脑血管疾病高发的年龄。

人们有条件胖起来，是从最近50年开始的。现代社会的高能量饮食结构和科技发展带来的运动不足造成人们的体重普遍偏高，尤其对于城市人口来说，几乎不用担心体重过轻。"每逢佳节胖三斤"，高兴时大吃，不高兴时也大吃，长胖容易减肥难，减肥成了永恒的话题。

你到底胖不胖

肌肉型的人体重更重，但是很健康，所以，目前关于肥胖的考量标准，我们都要参考对健康的影响。

我推荐参考以下三个数值：BMI（身体质量指数，简称体重指数，英文为body mass index）、体脂率、腰围和腰臀比。

BMI

BMI可以表明你的整体身材如何，计算简单而且可靠。

计算公式为：BMI=体重（kg）除以身高（m）的平方。

BMI是一个中立而可靠的指标，理想指数是18至24。

大家都知道脂肪会带来不好的影响，所以计算出脂肪的含量，有助于我们减少脂肪，这就引出了另一个概念。

体脂率

要想测量体脂率，最好买一个体脂秤。

体脂秤的原理：人体中有百分之六七十的水分，也就是说人体是一个导体。向人体通入电流时，肌肉是导电的，脂肪不导电，就会产生一个阻抗。根据产生的阻抗，我们就可以计算出人体有多少水分。再根据人体水分与去脂体重的关系，就可以得出去脂体重，然后计算出脂肪量和体脂率。

如果你没有体脂秤，还有一些简单的方法可以测量。

皮褶厚度测量方法，其实就是选择人体三个脂肪比较明显的位置，也就是最容易捏起来肉的地方：手臂背侧（我们常说的"拜拜肉"）、腹部正中，还有背后（肩胛骨与脊椎线呈45°处）。

用手指捏这三个部位时，如果手指可以轻松对合，甚至捏不起来，那么你的体脂一定很低，如果你一下抓起一大把脂肪，那说明有很大的减脂空间，如果脂肪多到拎不起来，那你的体脂已经堪忧了。

即使是脂肪，存在的地方不同，对健康的影响也不一样，目前的研究表明，内脏脂肪更加有害，所以，腰围和腰臀比显得更加重要。

腰围和腰臀比

腰围可以明确反映出腹部脂肪的囤积程度，如果超过正常标准，则患心脑血管疾病、糖尿病等慢性病的危险将大大增加。

一般肥胖有以下两种类型。

鸭梨型肥胖：肚子不大，臀部和大腿粗，脂肪在外周，所以被称为外周型肥胖，多见于女性。

苹果型肥胖：腹部肥胖，俗称"将军肚"，多见于男性。脂肪主要在腹壁和腹腔内蓄积过多，被称为中心型或向心型肥胖，对代谢影响很大。中心型肥胖也是多种慢性病的最重要危险因素之一。

腰臀比的测量方法是：站立时，测量腰围和臀围的尺寸，臀围以臀部最大处为准，然后用腰围尺寸除以臀围尺寸，男子腰臀比的正常范围是0.85至0.9，女子为0.75至0.8，超过这个范围，就可以定义为腹部肥胖。如果你的腰围已经超过臀围了，那么，这是一种危害最大的肥胖。

中国成年人正常腰围标准：

成年男性腰围 < 85 cm。

成年女性腰围 < 80 cm。

网红减肥产品真的有效吗

代餐粉

代餐粉，且不说难吃，其实就是人工调配的均衡饮食，吃代餐粉可以保证基本的营养，可以不用吃饭。

一袋代餐粉的热量在200 kcal以内，一顿正餐的热量为500～1000 kcal，而成人每日需要摄入1500 kcal热量以维持身体机能。代餐粉没有什么神奇的地方，就是能限制能量摄入而已。

吃代餐粉当然可以饿瘦了。只是一旦正常吃饭，体重立马回升！

但是，吃过代餐粉的人都知道，丧失了吃饭的乐趣，实在是太痛苦了，根本无法长期坚持。

酵 素

"酵素"这个词乍一听还有点"高大上"，其实这个称呼源于日语，日语中的酵素对应的就是中文中的"酶"。这个名字是不是一下子掉了身价？

其实，酵素就是蛋白质的一种。

酶不是一种物质，而是一类物质，其品种成千上万，不同的酶发挥着不同的功效，比如淀粉酶、脂肪酶，都是帮助食物消化吸收的。想要通过吃酶来减肥，真是无稽之谈。

但为什么某些人吃了酵素就瘦了呢？只有一种可能：在酵素里面添加了一些导泻、限制脂肪吸收的药物，使人们拉肚子，拉着拉着就瘦了。

生酮饮食

生酮饮食也是最近流行的一种减肥方式，简单来说就是绝对限制碳水化合物的摄入。

生酮饮食＝低碳水／无碳水＋适量蛋白质＋大量脂肪。正常情况下，人体有糖类消耗功能，然而在"酮症"的状态下，脂肪开始分解，给人体供能，从而跳过消耗糖原的环节，直接消耗脂肪。

生酮饮食为什么会那么红？

最关键的就是不必节食，还可以大量吃肉。

这实在是太让人动心了！

然而，生酮饮食的最大的问题是会损害身体。

有一种病叫做酮症酸中毒，就是人体脂肪分解，产生大量酮体的时候，会进入高血糖、脱水、休克，甚至昏迷等状态。

尝试过生酮饮食的人会感觉到这段时间大脑反应变慢了，甚至呼吸有烂苹果的味道。这说明你已经中毒了！

哥本哈根 13 天减肥食谱

哇！13 天，太诱人了！

这个食谱的特点是：低能量（平均在 612 ~ 779 kcal）、低碳水（平均碳水化合物 57 g）、高蛋白（供能比达到 35.8% ~ 46.6%）。总体看来还是有科学性的。

它的好处在于时间非常短，问题也在于时间太短了！

在完成为期 13 天的食谱之后，大多数使用者会因持续的低热量摄入而处于一种"易胖体质"的状态。如果食谱结束后立即恢复正常饮食的话，毫无疑问，体重将会飞速反弹，绝大多数人用不了 13 天，就会恢复到原来的体重，甚至更胖。

如果你最近要办婚礼，需要穿上漂亮的婚纱，那么你可以尝试一下这种方法。即使如此，短时间的体重下降也会带来头晕、乏力、脱发、贫血、皮肤松弛等不良反应。

此外，"哥本哈根"这个"高大上"的名字也让这套食谱一炮而红。但是它跟丹麦的首都——哥本哈根没有任何关系。

减肥药物可以力挽狂澜吗

许多"网红减肥药"披着时尚健康的外衣，却早已偷偷添加了西布曲明和安非他命等违禁成分。

说到西布曲明，你可能没有印象。但说到减肥药——曲美，你一定听说过，曲美的主要成分便是前面提到的西布曲明。

当年，曲美算是中国最知名的减肥药。很多艺人都曾是曲美的代言人。西布曲明的最大作用就是抑制食欲中枢，使食欲下降以达到减肥的效果。服用西布曲明后会引起消化系统、神经系统和心血管系统的不良反应，甚至会造成肾损害和肝损害。后来，西布曲明成了"禁药"。但还有很多人抱着"这玩意儿伤害应该不大，只要能减肥，我也吃"的心态，继续用伤害自己的方式减肥。

在美国，50%的减肥处方药都含有安非他命。这是一种中枢神经兴奋剂，让人有快感，但是会抑制食欲。在1954年以前，买这种药根本不需要医师处方。"二战"时期，军人与驾驶员都会吃安非他命来提神并防止疲劳。你一定知道它的同胞，甲基安非他命，也就是冰毒。

作为中枢神经兴奋剂，安非他命最直接的副作用就是：情绪亢奋、幻觉幻听、极易成瘾并难以戒断。安非他命也容易产生耐药性，必须越吃越多才有效果，药效消失之后，使用者会出现严重的沮丧与疲劳，所以很多使用者会出现过激的行为。这就相当于通过"吸毒"来减肥，虽然你自己不想这么做，但是一些减肥药物为了达到效果，会添加此类物质。

美国食品药品监督管理局唯一批准的减肥药物是奥利司他。这是长效的特异性胃肠道脂肪酶抑制剂，能阻止甘油三酯水解为可吸收的游离脂肪酸和单酰基甘油，使其不被吸收。最直观的理解就是，它可以让你失去吸收脂肪的能力，吃多少拉多少，有些不适应的人可能要随时做好上厕所的准备。这种药物虽然可以减少脂肪摄入，但是如果你喜欢吃糖，一样会发胖。

正确看待你的体重

肥胖的确不好，但不良的减肥方式更伤人。无论是有害的减肥产品，还是不良的减肥方式，都比肥胖更加可怕。

太多励志的减肥视频，让很多人陷入焦虑。

一些人每次减肥都是"三分钟热度"，坚持一周又放弃了，甚至变得更胖。

还有一些年轻人，对于体重极其敏感，今天重了一点就沮丧低落，明天轻了一点又欣喜若狂。

首先我要告诉大家，体重在3公斤之内变化都十分正常，吃一顿自助餐或者饿上一天都不能改变你的体重。

这些体重的变化，水分占大部分。你消耗的能量也仅仅是肝脏储存的糖原，距离消耗脂肪还有很远的路。

所以，你会在接下来的一两天，胖回来，或者瘦回来。

胖瘦不仅和基因有关，还和家族生活习惯密不可分。小时候胖的人，长大之后肥胖的概率会大很多。

儿时的习惯的确很难改变，但至少我们可以让自己的孩子更早地注意体重。

有些事情你无法改变，能够通过减肥脱胎换骨的人少之又少，更不要期待自己能够瞬间减肥成功，我们在网上看到的励志减肥"达人"真的只是个例。

减肥是为了变成更好的自己，而不是变成其他人。人出生之后就有胖有瘦，每个人的生活状态都不一样，体重标准也无法适用于每个人。

Dr.X说：

在这里，我有一个方法推荐给你。

坚持测体重，可以把你最近1年、5年，甚至10年的体重记录下来。

这样一来，你就可以知道自己的平均体重了。

用这个指标来衡量自己，看自己最近是胖了还是瘦了。

如果你的体重高于平均体重，就得开始减肥了；如果低于平均体重，就放松地去吃一顿火锅或烧烤，毕竟我们所做的一切努力，都是为了让自己有能力去享受生活。

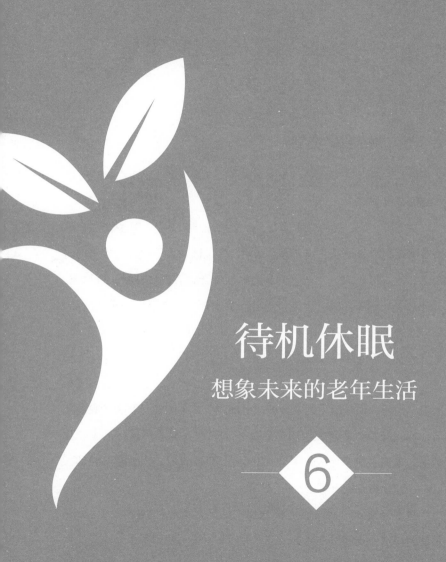

待机休眠

想象未来的老年生活

6

6.1 面对衰老，你准备好了吗

怎么判断我们老了

你一定听过一个名词：骨龄。它不仅反映你可能长多高，还可以反映你老得有多快。

从出生开始，人的骨质就处于不断损耗与补给中。35岁之前补给大于损耗，35岁之后，损耗速度开始加快，破骨大于成骨，骨质中的钙也开始流失。到了80岁，身高会降低5 cm，骨质也开始变得很脆。为什么老人不能摔跤？因为摔跤可能造成骨折，愈合起来非常困难，很可能造成永久性的卧床不起。

再看看你的牙齿和父母的牙齿，有什么不同？

牙釉质是人体最坚硬的部分，但随着年龄渐长，它们也会被逐渐磨损。同时，供应给牙髓及牙床的血液减少，牙龈容易发炎，脱离牙齿，暴露牙根。有研究表明，到60岁的时候，在美国这样的工业化国家，人们一般都已失去了1/3的牙齿。85岁以后，大约有40%的人已经一颗牙齿都没有了。

孩子经常流口水，但是80岁以上的老人唾液腺萎缩，无法分泌足够的口水，夜间常常会觉得口干舌燥，不得不起床喝水。

由于面部骨质的萎缩，你的容貌也会不断地产生变化。瘪嘴是许多老人容貌的共同特征，这是牙床的萎缩、面部肌肉和骨骼的萎缩所致。

皮肤到老年阶段往往"五彩缤纷"。面部、胸口、手、胳膊等长期暴露于阳光下的部位不但布满白色、褐色斑点，往往还生出无数红红的毛细血管。皮肤老化的其他表现还包括：局部干燥、皱纹、松弛，以及皮肤变得十分单薄脆弱，有时容易破皮流血。

皱纹的形成一方面是因为皮肤弹性降低，脂肪减少；另一方面则是丰富的面部表情，衰老的皮肤的反弹归位力会大大减弱。表情肌赋予我们面部展现喜怒哀乐的能力，皮肤反弹力越弱，表情皱纹就越明显，与此同时，表情也变得僵硬起来。

老年人的眼睛变得混浊，失去了光亮，也就是我们经常说的"沧桑"。

随着年龄增加，前巩膜会出现黏多糖的带状聚积。角膜往往变得微黄，在角膜外周出现脂肪沉积，被称为"老年环"。一个60岁健康人的视网膜接收到的光线只是一个20岁年轻人的1/3。

与此同时，身体中看不见的地方也在悄悄地发生着变化，这种变化很可能是致命的。血管吸收了大量的钙沉积物，从而变得坚硬，加上脂肪的沉积，变得又细又窄。很多人到了65岁会患上高血压，由于必须顶着压力输送血液，其心壁也会增厚。

大脑的衰老在欺骗我们

神经系统对衰老有一定的耐受性，因此逐渐衰老的大脑，在抱怨身体不给力、心有余而力不足的时候，完全意识不到自己也早已开始衰老了。

30岁的时候，大脑是一个重量约1400 g的器官，颅骨刚好容纳得下；到我们70岁的时候，大脑灰质丢失使头颅空出了差不多2.5 cm^{3}的空间。所以，很多老人受到轻微外伤之后，微小的渗血就会逐渐填满这个空间，对大脑产生压迫，这个过程可能会持续3个月。以至于拍片子检查出颅内大量出血的老人，完全无法回忆起3个月前头部受到的微小碰撞。然而，这种情况在年轻人身上是绝对不可能出现的。

有一种疾病叫做"脑淀粉样变性"出血，从外观看起来，患者脑血管一切正常，但如果触摸到这些血管，你会发现它们变得像老化的水管一样，一碰就碎。

当患者的子女询问病情的时候，我常常告诉他们，老人的血管就像年久失修的建筑里的水管。看上去只是有个小的破口，漏水了。其实整个水管系统已经千疮百孔，难以挽回了。

随着年龄的增长，大脑不仅仅是体积缩小，大脑沟也在不断变浅，这意味着脑功能的减弱。一般认为最先萎缩的部分是额叶，这个区域主要负责精神和意志，这会让老年人变得唯唯诺诺，失去从前的英姿飒爽；海马也很容易出现萎缩，虽然他们能回忆起从前的点点滴滴，但是看过的东西，转眼就忘，这是因为他们的短期记忆无法转化成长期记忆，从而变得迟钝和邋遢。

到了80岁以后，工作记忆明显受损，虽然我们偶尔能见到一些精神矍铄、老当益壮的专家，但也不得不承认，他们基本上是在"吃老本"了。

不仅如此，老年人的外周神经系统也变得不够敏感。这带来意外的好处：对于疼痛的敏感性降低了，老年人骨折或者手术后似乎并不会特别疼痛。但疼痛是对身体的预警机制，这也是为什么老人的癌症往往到了晚期才会被发现。

神经末梢不敏感的一个很大问题就是，我们将很难抓握物体，手指皮肤处对机械刺激做出反应的感觉器官退化会导致触觉失灵；运动神经元的丧失会导致手指灵活性下降，手活动的速度和振动感也会衰退。

我们经常吐槽父母"这也点不准，那也操作不好""教你用微信，总是记不住，怎么不愿意学习了呢"。其实，这都是功能的退化造成的，和他们的意志无关。

长寿有没有让我们更快乐

提到衰老，我们好像很害怕。其实，从数万年的人类社会发展来说，衰老根本不是问题。纵观人类社会的几万年，很长一段时间，人类还没来得及衰老，就被食物匮乏、气候变化、自然灾害、战争和疾病夺去了生命。能考虑衰老的问题，说明其他问题基本被解决了，不得不说这是人类的一个进步。

我们本以为，生活方式改变了，寿命也延长了，我们就会开心起来。但并非如此。长时间地坐着工作给脊柱造成了巨大的压力，容易出现椎间盘突出和腰腿痛的问题；从食物中摄取能量并且储存的能力越发强大，甚至囤积了太多的脂肪，让我们的心血管系统不堪重负；本来远近调节自如的眼睛，在书籍发明之后，慢慢地出现了近视，智能手机出现后，更让视力问题变得一发不可收拾。

我们不得不面对一个行动不便、眼花耳聋，而每天又需要吃大把药的老年生活。假设回到30岁的平均寿命，这些疾病都会消失，但很遗憾，大部分人都想活得更久。

如何面对衰老

人不是突然衰老的，但你会突然发现你已经老了。

当你爬2层楼就气喘吁吁、忘记了重要的约会、弯不下腰给自己系鞋带、看报纸已经看不清，甚至当你坐在马桶上半天尿不出尿时，你才好像突然从梦中惊醒：我老了。

你从咿呀学语、蹒跚学步，到挥洒青春、激荡生命，如今连控制自己的身体都做不到了。这着实让人感到羞耻和愤怒。

冷静一下再看。

我们太习惯当一个年长者了，太习惯在工作中和社会上受到别人的尊重了。

但是，你只是一个新入行的老人，你还没有当老人的经验。就像你上大学的第一天，就像你工作的第一天一样，你还得去学习，去适应。虽然你的适应能力不像以前那么强，但好在你有足够的时间。也许在身体尚且健康的时候，你就应该提前入住疗养院，这就像上小学前的学前班，像工作前的实习，你不得不为衰老做准备。

面对衰老这个无法逆转的事情，我们需要做的就是：把注意力从外物转向内心。就这么简单。

没错，就这么简单。我们前半生拼命追求的无非是身外之物，如金钱、房产、汽车、权力、地位、名誉。

而衰老之后，我们需要开始舍弃这些外物。"六十而耳顺"说的是人到了六十岁，变得"中庸"了，什么话都能听得进去，是非都在内心中。内心的快乐和平静，已经无需依赖外物获得。

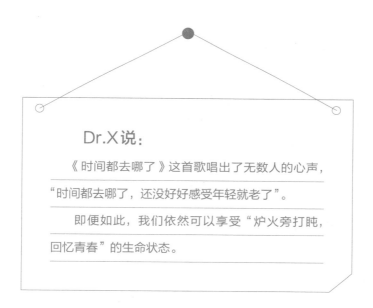

Dr.X说：

　　《时间都去哪了》这首歌唱出了无数人的心声，"时间都去哪了，还没好好感受年轻就老了"。

　　即便如此，我们依然可以享受"炉火旁打盹，回忆青春"的生命状态。

6.2 衰老过程中的三个思维困局

20～30岁的年轻人，看上去状态都差不多。然而，随着年龄的增长，身体状态的差距越来越大。

同样是60岁，有的人依然耳聪目明，而有的人已经耳聋眼花了。

到了80岁，差距就更大了，在没有重大疾病的情况下，有些人依然精神矍铄，有的人却老态龙钟了。

这是为什么呢？

婚都结了，谁还在乎那么多

很多演员有着不老的身材和容颜，外界猜测他们一定是用了某种神奇的药物，能够延缓衰老。其实最关键的还是，他们对自己的身材从来没有放松过要求。

当然，对于他们来说，身材是"吃饭的家伙"，必须要重视。

对于普通人来说，跨过了求职和择偶的门槛之后，身材已经没有那么重要了。

从害怕"找不到老婆"和"没人要"，变成了"有人要"，这的确是一种安全感。

组成家庭就是为了这种安全感，无论健康疾病，另一半都不会离开你；即使你变得又老又丑，另一半也不会离开你。热恋期间的一句话，不仅"骗"了你的配偶，也"骗"了你自己。

不可否认，很多男性结婚之后就开始不修边幅，女性更是把精力都花在了家庭和孩子身上。

人类太迷恋这种安全感，即使在30 ~ 40岁时感受到了一点点中年危机，也很少有人能再拿出毅力改变自己的生活状态。

随之而来的是，身体开始发生变化，首先就是新陈代谢减慢。

比如，有些运动员退役之后还保持着傲人的身材，而有些就开始放纵起来，变得不修边幅，大腹便便，这个过程只需要短短几个月。

我要靠吃药维持生命吗

你身边一定有这样的朋友："我生病从来不吃药，可能是抵抗力比较强吧。"平淡的口气里，带有一丝小小的骄傲。

从医学上来说，年轻人在肿瘤、心脑血管疾病、感染性疾病方面的发病率都是最低的，而且发病后的症状也是最轻的。这是由人群和疾病的特点决定的。

你肯定听过这样的对话。

患者："这个药吃多久？"

医生："可能需要长期吃。"

患者："长期是多久？"

医生："一辈子！"

然后，你会看到患者的脸上一副难以置信的表情。

终身吃药这件事，大多数人是没办法接受的。

很多疾病的诊疗指南上说，可以通过调整生活方式，调整饮食结构来进行早期的治疗。比如高血压、糖尿病、高血脂等。大家都很愿意接受这样的指导，"原来我的问题还不大，多多注意就好了"。

但是，全世界的临床中心都慢慢认识到这样的情况：虽然理论上来说可以做到，但是绝大部分人根本无法改变自己的生活和饮食方式，除非身体出现了明显的疾病信号。

因此，所谓改变生活方式的半年，对于很多人来说就是耽误治疗时间。

这种结果很无奈，但也说明大部分人无法接受衰老，无法接受疾病，更无法接受长期药物治疗。

其实，人体根本没那么强大。新车可以只加油，老车就必须更换一堆配件，配上各种润滑油；新的电脑运行流畅，老电脑就必须加个风扇，换个内存。

想要延迟淘汰，缝缝补补是必须的，人体也不例外。

"我生病了"这个问题必须解决

我有一个朋友，他是"985"高校的硕士，在上海打拼。在我看来，他各方面认知是很超前的。

最近他晕倒一次，被检查出动脉粥样硬化和高血压。拿着一张体检报告，他告诉我他快要死了，肾脏和肝脏还有结节。

从此以后，他经常一天能给我打好几个电话。

他的医学知识基本为零，这让他变得异常焦虑。

他每天急切地问我，是什么原因让他生病了。他反复琢磨诊断书上的每一个字。

是不是因为做程序员熬夜太多导致的？

是不是因为我每天吃两个鸡蛋吃多了？

会不会是10年前抽烟导致的？但我现在已经不怎么抽烟了。

有一段时间我非常爱喝可乐，是可乐惹的祸吗？

老人叫我喝中药，我一直没有喝，是不是我太随性了？

之前我都是骑车上班，现在每天开车，是不是运动太少了？

这些问题背后更是透露着恐惧：

会不会哪天晕倒了醒不过来？

要不要买大病保险？

如果我死了，我的父母怎么办？

所有的疑惑，都指向一个问题："我怎么生病了？我不应该生病！如果这个问题解决不了，我就没法生活了！"

作为一个医生，我当时只能告诉他：这些疾病的发病率都比较高，如果正常吃药，对生活影响不大。

但无论我怎么解释，他都没办法释怀，我一度认为他已经进入了焦虑和抑郁的状态。

后来有一段时间，他再没有给我打电话，我感到很好奇，是不是他也烦了？

这次轮到我打电话问他。

他告诉我，他是自己想明白了。身体上的问题已经发生了，而且是不断发生的，并不是因为检查才发生的，理性地看待问题是好事。

"我不应该生病""身体不健康是不可以接受的"的观念给他平添了很多痛苦。

如果放弃这个观念，他就可以回到晕倒以前的生活。

因为这些问题需要辞去工作吗？不能陪伴家人孩子了吗？不能去

看电影、不能去旅行了吗？

　　都不会。

　　现代医学可以让它们几乎不影响生活。

　　这还不够吗？

　　天生身体有残缺的人就不配拥有快乐的人生吗？

　　只有长生不老、金刚不坏才能带来快乐吗？

　　想到这里，一切问题就迎刃而解了。

　　对于他的自我调剂能力，我感到很欣慰。同时，这也非常符合医学上评估患者治疗效果最重要的指标：QOL评分（quality of life），也就是生活质量评分。它几乎适用于所有疾病。

　　越来越多的科学研究都表明，如果人的适应能力足够强大，疾病就不会长期影响人的生活状态。即使必须坐轮椅，即使必须拖着粪便造瘘袋或者尿袋，工作生活也并不会受到太大影响。

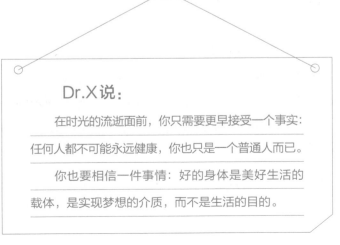

Dr.X说：

在时光的流逝面前，你只需要更早接受一个事实：任何人都不可能永远健康，你也只是一个普通人而已。

你也要相信一件事情：好的身体是美好生活的载体，是实现梦想的介质，而不是生活的目的。

6.3　是时候认真考虑如何养老了

　　工作稳定之后，你就可以开始为养老做一些积累了。因为退休之后，你继续获得收入的能力和可能性都会大大降低，所以你必须提前做好经济储备。对于所有人来说，社保、医保，必不可少。医保是最基础的保障，能覆盖掉大量的诊治费用。如果你是自由职业者，那么有必要自己补办一份医保，其费用不高。对于大多数从正规单位退休的人来说，一旦医保缴纳了足够年限，就是可以享受终生医疗服务的。

　　有经济实力的话，你也应该配置一些商业保险，比如意外险、重疾险、寿险。对于重疾险，我推荐50万保额的保险，因为像电影《我不是药神》中必须服用进口药才能维持生命的只是极少数一群人，一般来说，花费超过50万也无法治愈的疾病，后续即使延长寿命，也会非常痛苦。年轻时买一些保障终生的险种，价格会相当便宜，因此越早配置越好。

进入老年时期

　　老年人大约会经历四个阶段：

　　　　能自理：可以自己做饭、洗衣服，只有外出采购等需要家人协助。

　　　　基本能自理：一日三餐以及有卫生需求时需要家人帮助。

　　失去自理能力：这种老人可能是瘫痪，也可能是长期受慢性疾病的折磨，已经完全失去了生活自理能力，但是他们意识尚清楚，有着自己的心理和生理需求。

　　完全失能：失去意识，长期卧床。

下面我就分别说一下这几个阶段需要面对的重要问题。

第一阶段关键词：距离

这一阶段老人可以自理，甚至可以自己做饭、洗衣服，只有外出采购等需要家人协助。所以尽量不要和自己的父母异地居住，尤其是在他们需要你的时候。

如果你发展得很好，建议你做好把他们接来你在的城市的准备，那就需要准备一个大一些的房子，或者在距离你居住地10 min路程内为他们准备一套房子。当然，房子是租还是买，都没有关系。

如果你发展得一般，就没有必要背井离乡了，还是回到自己的故乡，并且尽快把工作稳定下来。因为他们很快就需要你的帮助了。

这时候，子女应该经常回家帮助父母采购和出行，或者帮助父母做家里的卫生工作。这样的老人拥有自己的生活，他们需要的是子女更多的关心和照看。

除此之外，市区的小房子好过郊区的别墅，毕竟如果突发意外，急救车需要很久才能到达；配套齐全的老小区，好过街坊四邻都不认识的新小区，日常活动，定期体检都会方便很多。

这时候还有一个关键，就是尽可能避免意外事件。正常衰老的速度慢到让人有足够的时间适应，并不会给老人带来多大的困扰，但是一旦突发中风、骨折、感染，会让一个家庭猝不及防。这就需要规律的日常体检、适当的锻炼、合理的饮食，以及和谐的家庭环境。

第二阶段关键词：保姆

这一阶段的老人，基本能自理，只在一日三餐以及有卫生需求时需要帮助。

在这种情况下，你就得和父母同住了，一个好的保姆也可以分担你的许多工作。

但我的建议是，对保姆需要关注以下五点：

知识——需要有一定的文化水平和健康常识，至少有过护理经验。

责任——老人日常饮食的搭配，需要长期服药的，应予以提醒。

细心——老人容易突发疾病，需要细心观察，及早发现。

体力——老人行动不便，或者经常卧床的，需要帮忙活动筋骨、四肢。

耐心——老人通常比较固执，需要有足够的耐心。

这几条不仅仅是对保姆的要求，也是对子女的要求，如果你自己做不到，就需要补齐这些短板。

第三阶段关键词：养老院

这一阶段的老人，已经失去自理能力了。他们可能面临瘫痪，也可能长期受慢性疾病的折磨，已经完全失去了生活自理能力，但是他们意识尚清楚，有着自己的心理和生理需求。

在这种情况下，老人基本上24 h不能离人，护理的强度很大，这个时期，老人的生存质量和寿命很大程度上取决于护理的质量。

如果家里没有人能全职护理，就需要考虑养老院了。当然，在老人可以基本自理的时候，如果老人自己也愿意去养老院生活的话，也可以提前规划。

养老院的选择标准如下：

配套：是否设有医务室，配有专职医生，有足够的医疗设备和物资。当然，如果条件允许的话，尽可能选择有配套医院的养老院，以方便老人日常的体检、诊疗和突发紧急情况的处理。比起家庭养老，养老院里有经验的医生，可以大大降低意外事件的发生率。

尊重：老人的一日三餐只是最基本的要求，这时候面对心有余而力不足的老人，最重要的就是尊重。这就包括对于习惯的尊重，对于隐私的尊重，甚至是把老人当作一个人的尊重。这句话不是危言耸听，因为老人越是在无从选择的时候，越知道选择是多么重要。

举个最简单的例子，如果老人不喜欢今天的食物，他们只能选择饿肚子；如果老人不小心弄湿了床单，他们只能选择等待。这对于一个体验过年轻的生命状态的人来说，是难以接受的。

社交：老人的生活，不是活着而已。养老院最大的优势就是，可以满足社交需求。

如果老人还有行动能力，那么可以选择文娱活动，即使只是一张麻将桌，也会完全不同。

即使长期卧床，身边有一位可以聊上几句天的老伙计
也无比重要，甚至偶尔拌拌嘴，也好过孤单。

当然，除了以上条件，养老院最好能位于你家附近或是去工作单位的路上，这样你每天都能看望一下老人，这是最好的选择。

第四阶段关键词：生死

这一阶段的老人可能已经由于某些疾病长期卧床、失去了意识，和植物人差不多了。但是由于现代医学的许多技术，如果没有类似晚期癌症这样的恶性疾病，这个阶段可以维持很长时间，但其实老人是非常痛苦的。

胃管进食。每天把饭菜和汤混在一起，用榨汁机打成糊状，再通过注射器直接打到胃管里。

无法控制排尿。小便基本上满了就会尿出来。甚至有些患者由于膀胱肌肉的控制力减弱，小便会不停地淌出来，如果用尿不湿，可能需要比婴儿换得还要勤些，否则皮肤泡在尿里，容易发生溃烂。

排便的问题比排尿还要麻烦一些。因为长期卧床，缺少活动，大便一般都会干结难解。患者会肚子胀、肚子硬，却又无法表达，常常会出现血压升高、心跳加快、烦躁不适的症状。为了让患者能顺利排便，一般都需要长期吃通便的药物，比如乳果糖。如果患者1～2天没有排便，还需要用开塞露来刺激。当然，大便大部分直接排到屁股下面垫着的"康复垫"上，但有时候大便会非常稀，弄得到处都是。在这种情况下，每天要给老人多次清洗身体，甚至不得不更换床单和衣服。因此在老人的房间里，常常有不好闻的味道。

这时候，家属需要做的选择就是，是否继续积极地治疗。除了费

用和医疗资源这两个大问题，更多的要从老人的角度来思考。

我最近看到国外一个100岁老人的生日会，老人尚且思维清晰，但是他吃力地告诉大家："希望这是我最后一次过生日了。"

无论是你的亲人还是你自己，是否愿意接受这样的"植物人"生活，都要更早地做出回答，因为到那个时候，你已经无法回答了。

Dr.X 说：

按照现在的社会结构，我们用至少20～25年时间学习，30多年的时间工作，剩下的时间都在养老。

在未来的社会中，可能一半人在工作，一半人在养老。从今天开始，你就需要给自己和家人的养老生活做打算了。

6.4　人生总要面对的时刻

　　人生总有那么一些时刻，虽然你不知道它什么时候到来，但它总会到来。

我坐在了谈话桌的另一边

　　"患者现在呼吸功能不好，我们建议做气管切开。"

　　这个问题，我们经常跟患者家属说，因为神经外科许多患者都因为脑部肿胀受压，神志昏迷，影响呼吸功能。

　　有一天，我的外公因为帕金森病晚期，肺部感染，呼吸困难。

　　我从桌子的一边坐到了另外一边，听到了熟悉的这句话。

　　气管切开的操作看起来很残忍，就是从喉咙上切一个口子。这个操作，通常是可以挽救患者性命的。

　　呼吸功能突然不好的患者，气管被切开后，方便吸痰。患者不至于被"一口痰堵死"。

　　古时候经常有老人被一口痰憋死，就是这个原因。

　　等患者全身状况恢复之后，就可以封上气管，恢复正常的生活。

　　但是，问题来了。

　　在具备恢复条件的时候当然好，但是对于生命垂危，还有很多基础疾病的老人来说，这只能起到延长生命的作用。

现代医学很无奈，不能让人死而复生，不能让人返老还童，大部分疾病都不能彻底治愈。

但是，现代医学也很先进，现有的手段可以减缓疾病的恶化速度，让患者长期停留在不好不坏的状态，也有人说是"植物生存"的状态。

我的外公，在面临这个抉择之前，已经是帕金森病晚期了，长期卧床昏迷，只能靠胃管注射食物。他年轻的时候身强体壮，没有其他疾病，这种反差更是让他内心备受煎熬。

"要不要做气管切开？"同事在征询我们全家的意见。

在全家人反复纠结之后，还是选择了"切开"。

外公的呼吸很快变得平稳下来，但是昏迷的情况却丝毫没有好转。

结果就是，他又躺在病床上坚持了三年，才离开我们。

到现在，我都不知道这个选择是对是错。

治疗方法有很多，却没有一个好结局

病房里来了一位70岁的老者，精神矍铄。

我问他："你是什么原因来住院呢？"

他指了指头顶，我仔细一看，原来是头皮上长了一个包。

头皮的包块，对神经外科来说是最小的手术。

但是，看了他的头部磁共振之后，我发现情况没那么简单。

这个包块是从颅内生长出来的，穿破了颅骨，突出到头皮上，甚至压迫到老人分管运动的"顶叶"，导致老人家双腿乏力，如果任其发展下去，可能会导致瘫痪。

在这样的情况下，特别是对于如此高龄的患者，我们通常会做一个全身的检查。

目的很简单，就是排查是不是其他地方的肿瘤转移而来的。

两天之后，所有的检查结果都出来了。

我们在他的肺部、腹腔都查到了肿瘤，到底是哪里最早长出了肿瘤，哪里是后来转移过去的，不得而知。

这种情况，在医院里非常常见。

治疗的方案也有很多，首先可以切除头部的肿瘤，让老人不会太快地面临瘫痪的问题，然后做出病理检查，明确一下肿瘤到底是哪里来的。

全身的肿瘤可以再次手术、放疗、化疗、靶向药物治疗，还有免疫治疗、干细胞治疗。

肿瘤学家会告诉你100种可能治疗的方法，巨额的花费暂且不说，但却没有一种可以带来好的结果。

只要家属要求治疗，医生就会继续。

"还是回家吧，吃点好的"，这句话有时候像是一种解脱。

从绝望到解脱

我记得我实习的时候在普通外科，是1月份，快要过年的时候。我遇到一个30岁的男性，还记得他住在30床，是一个靠窗的位置，因为他喜欢阳光。

他因为胰腺癌，当时已经做了三次手术，第一次在北京，第二次在上海，第三次在我们医院，是我们院长亲自做的。

第一次换药的时候，我揭开他肚子上的纱布后，既震惊，又无奈。

除了横横竖竖的手术疤痕，他身上还插着三根管子，分别通向他的胰腺、胃肠道和腹腔。

因为肿瘤让他营养衰竭，因为太多次手术，伤口难以愈合，胰液和胆汁都是很强的消化液，顺着伤口渗入整个腹腔，开始消化整个腹腔的脏器。

手术、缝合只是把两块肉拉到了一起，如果它们自己不长好，医生也无能为力。除了放管子把液体引流出来，没有别的办法。液体真是无孔不入，除了管子引流，从伤口处也呼呼地外渗。

无论我覆盖多少层纱布，不出 3 h，都会湿透，皮肤浸泡在体液里，已经发红。

包括我在内的 4 个实习生，每天的主要工作就是给他换药，不分白天和深夜，夜里至少也要起来一次给他换药。

这个 30 岁的年轻人，也许是因为疾病或者化疗，留着寸头，但是面庞依然可以用帅气来形容。

从使用的物品可以看出，他颇有家底。

只是在疾病面前，这些东西并不能带来帮助。

通常换药的时候，我都会和患者及其家属交流两句，但是他从来也不搭话，就默默地掀开衣服，把脸转向窗外，眼神暗淡深邃。虽然我知道一定会很疼痛，但是他的脸上并没有什么表情。

30 岁，对于一个男性来说，正当年，无论如何都不应放弃医治。

但是，已经做了三次手术了，未来还能如何呢？

过年了，医院里能出院的患者都出院了。

只留下五六个患者。30床，就是其中一个。

大年三十的晚上，并没有欢声笑语，病房里只有他的母亲陪着他。他们也没有像别的人一样，拿出手机来看春晚，或者听广播，病房里安静得吓人。

该流的眼泪都流得差不多了，该说的话，都在几次手术前说得差不多了。

"你还好吗？""有什么不舒服？""想吃什么？"

这种我们平时关怀别人的话，变得异常无力，我去换药的时候，在那种气氛下，我也没有说出一句话。主任查房看到他，也只是静静地站一会，很难有太多交流。

大家的眼里只剩下绝望。

我下次轮班的时候，已经到了大年初三。我来到医院的时候，路过病房，30床已经空了，只留下巨大的窗子，阳光洒在整洁的病床上。

6.5　你想怎么样离开这个世界

如果非要选，大部分人都希望能在睡梦中无痛苦地离开这个世界，但是真正能够如此安详平和地走完生命最后一程的人并不多。大部分人都要受到精神和肉体的双重折磨。

想要从容地离开，很多人寄希望于所谓的"安乐死"。

在中国，安乐死这个问题一直有非常大的争议。全国两会上，一直不乏有人推进安乐死的议案。提案中有一份调查数据，就是医务人员对安乐死的支持率高达95%。医务人员目睹了太多生死，面对过许多无法康复，但又生不如死的患者。在临床上，我们遇到很多这样的患者，严重的脑外伤、脑出血，造成其大脑损伤严重。"即使保住了性命，也是植物人。"这是我们经常对患者家属说的一句话。

医院里有很多神奇的仪器和药物，只要患者家属不说放弃，患者还有生命体征，医生就有责任继续抢救。

没有呼吸了，可以用呼吸机帮你呼吸；没有心跳了，可以用起搏器帮你心跳；血压掉了，可以用升压药；发热，可以用冰毯裹住你的全身；体温太低了，我们有温箱；失血过多，我们有足够的血液储备；还有胃管、尿管、肛管、气管、中心静脉插管。

现代医学很神奇，只要家庭经济条件允许，可以让昏迷的患者继续生存10年、20年、30年。但是，这样的生存有意义吗？

作家琼瑶因为目睹自己丈夫最后时刻的痛苦，就是否要抢救丈夫与儿女发生了激烈的冲突。于是，她早早地立下遗嘱，自己如果出现问题，拒绝一切医学抢救。因为她不想要"没有灵魂的肉体"，而是希望能够"有尊严地离开"。

目前，全球只有荷兰、比利时、瑞士等国家立法允许安乐死，法国、德国、西班牙、瑞典、挪威、丹麦等国家允许"被动"安乐死，只准终止为延续个人生命而治疗的做法。我国法律禁止安乐死，一般的解释是因为管理上存在很大的困难。国家太大，在政策上必须趋于保守，一旦放开口子，后面如果出了问题，就难以封堵。

但这并不代表安乐死立法没有必要。每个人有拥有生命的权利，当然也应该有结束自己生命的权利。很多疾病的晚期患者生不如死、度日如年。抑郁症患者尚可自杀，但是这些患者的身体太虚弱，虚弱到连结束自己生命的力气都没有，甚至连基本的意识都没有。

如果可以像琼瑶一样，签下一份放弃抢救同意书，不仅可以节约医疗资源，还可以减轻患者的痛苦，是不是对生命的另一份尊重呢？

Dr.X说：

　　在思维尚且清醒的时候，是否可以和家人认真地探讨一下死亡的问题，因为他们很可能是代替你做决定的人。

　　你想要怎么样离去，这是一个被忽视的好问题。

6.6　延续生命，你会选择生孩子吗

为什么要生孩子？这是一个终极问题。

生存和繁衍是人类的基本要求，性成熟之后，你的生物学任务就只有一个了：延续种群。

但是，现在很多人也有这样一种观念："因为已经有太多人繁衍后代了，我不繁衍也无所谓。生不生孩子，看我是不是开心。"

到底要不要生孩子

自古以来，女人生孩子，似乎是天经地义的事情。很庆幸，到了新的时代，生不生孩子，已经成为一个成年女性的自我决定，这无疑是社会的进步。

不生孩子有哪些好处

减少怀孕的风险

不生孩子，可以规避怀孕、分娩、哺乳的风险；会减少盆腔脏器脱垂、大小便功能障碍的风险。对于女性来说，她们怀孕、分娩、哺乳、养育，本身就是一种牺牲和付出，虽然大部分时候她们并无怨言。

减少经济压力

飙涨的房价，沉重的房贷、车贷，户口，职位竞争、微薄的工资，疯涨的物价……如果没有孩子，这些压力就会减轻很多。

活出自己的精彩

不要孩子，人们就有更多的时间来追求自己的事业，更多的时间来享受自己的生活。

生孩子有哪些好处

说到生孩子的好处，我好像没法列举出来。

但是，生孩子好像真的被写在了我们的基因里，无法抹去。

当那个柔软的"小东西"出现在你的生命里，对你哭，对你笑，他（她）伸出小手指触碰你的脸颊，他（她）踢出小脚丫放在你的手心，对你来说，一切都值得了。

什么时候生孩子最好

什么时候生孩子对孩子最好？什么时候生孩子对妈妈最好？什么年龄又是最合适的生育年龄呢？

对妈妈

从古至今，对于女性来说，生孩子都是一件极具风险的事情。让自己的体重在不到一年的时间里增加1/3，心脏、肝脏、肾脏、骨骼都会承担巨大的冲击和风险。

首先从怀孕开始，宫外孕、流产都会给母亲的生命造成威胁；在妊娠过程中，时刻面临妊娠高血压、妊娠糖尿病、宫内感染、前置胎盘等风险；分娩的时候，又需要面临早产、难产、产后出血、产褥感染等很多问题，每一项处理不好都可能要了母亲的性命。

妊娠高血压，年龄越大，发生率越高；而早产，低龄的发生率更高。年龄过大或者过小，都会提高生育风险。所以，对于女性来说，25 ~ 34 岁怀孕，风险更低。

生育力随着年龄的增长逐渐下滑，基本是5年一个坎。从30岁开始，小部分女性会出现生殖系统并发症，比如子宫纤维化、卵巢功能不健全的风险上升。

到了35岁后，卵巢功能明显下降，受孕率也会下降，流产、胎儿畸形、妊娠高血压、妊娠糖尿病的发生率高达5% ~ 15%。

再加上此时生育，身体的恢复也不再像二十几岁时那么容易。更恐怖的是，你的精力可能已经很难让你在职场和家庭中游刃有余。

高龄产妇是指年龄在35岁以上的产妇，高龄产妇生育的危害有：患妇科疾病和内科疾病的概率比正常产妇要大，比如糖尿病、子宫肌瘤、高血压等；胚胎停育、畸形的概率要比正常产妇高；流产、早产、难产的概率要比正常产妇高。

对宝宝

对于宝宝来说，从一颗受精卵到健康地出生，也可以说是经历了九九八十一难。

稍有不慎，就可能会出现问题。

首先在孕早期，吸烟、饮酒、辐射、用药都可能引起胚胎停育；怀孕中期，缺乏叶酸、病毒感染都可能引起胎儿的严重畸形；在孩子出生之前，稍有不注意就可能出现早产，如果宝宝早产超过2个月，孩子存活将面临严重的问题；即使坚持到了自然分娩，也可能遇到宫内窘迫、羊水污染等，对孩子的大脑产生严重的影响。

还有更严重的问题就是染色体异常，比如常说的唐氏综合征、13三体综合征、18三体综合征、猫叫综合征、脆性X染色体综合征、克氏综合征、特纳综合征等。

研究表明，母亲年龄越小，胎儿染色体异常的发生率就越低。随着母亲年龄的增加，接触外界不良因素影响的风险也会增加，孩子染色体异常的发生率也就越高。特别是从30岁开始，风险就开始急剧增加。

女性40岁时生子，胎儿染色体异常发生率1/62，而50岁生子，胎儿染色体异常发生率居然达到了惊人的1/6。这种风险已经高到吓人了。

你可能听说过很多艺人高龄产子，且不说他们会更加严格地进行产前检查，他们对于风险的承受能力也高于一般人。

对于一般家庭来说，如果孩子有些先天畸形，可能就是毁灭性打击。所以，如果你已经迈入"大龄"的队伍，平时请保持饮食均衡，加强运动，说不定宝宝哪天就来报到了。

对于孩子来说，妈妈越小越好，但是，结合母亲的身体发育成熟和结婚年龄的限制，20 ~ 29岁，都是合适的年龄。

对家庭

生孩子对于家庭来说不仅仅是医学问题，更涉及家庭环境的问题。

孩子的健康成长不仅仅关乎身体，更重要的是教育。

在一些非洲国家，甚至是美国的穷人区，一些女性十几岁就生孩子了，孩子虽然很健康，但是却得不到应有的教育。

生了，还不如不生！

就中国的教育体系而言，女性一般22岁才能大学毕业。所以，

24岁以前的女性，有的还没有完成学业，有的刚参加工作，收入连自己都养不活，心智更加不成熟，在教育子女方面压力比较大。

到了24岁以后，女性的心理逐渐变得成熟，经济条件有所改善，夫妻关系也比较稳定。这时候是比较合适的生育时间。

到了30岁以后，有些女性因为事业压力大不想要孩子，有些则没有想好是否要孩子。虽然这时候经济条件稳定了，心智也成熟了，但此时的问题是不仅生育风险增大，母亲的精力也相对不足。

综合来看，24～30岁是非常适合生宝宝的年龄。但早一点迟一点，只是风险的概率问题，并不绝对。

对于大部分人来说，早一点生孩子，精力更充沛，可以和孩子一起成长，孩子长大了，你还没有老；迟一点生孩子，心智更成熟，可以给孩子好的物质保障和人生建议。

生孩子的后悔药

如果你还没有考虑好，没关系，现代医学还给了你一颗"后悔药"。那就是冷冻卵子。

在39岁那年，徐静蕾在美国冻存了9个卵子，对于自己的这种行为，她解释说，这是世界上唯一的"后悔药"。通过冻卵，她似乎也可以自行掌控生孩子这件事，能够肆意潇洒地度过人生。

在一些国家，青年单身女性、女同性恋群体、为二胎做准备或防备失独的独生子女家庭，这四类人群在冻卵客户中占最大比例。越来越多的白领女青年选择单身生活，选择人生的B计划——接受冻卵。

但是，在国内各医院开展的冷冻卵子技术，均是基于某种疾患的治疗手段，主要是用来解决不孕不育问题的不得已而为之的办法。

冷冻卵子的步骤很简单，将卵子放入高渗的溶液中，然后装入冷冻管中投入液氮就可以了。

但是，这并非完美，需要长期注射促排卵针，反复刺激卵巢取卵。34岁的女性需要冻卵10颗，才有75%的可能性生下宝宝，且只有10% ～ 15%的女性最后会使用她们的卵子。

冻卵是一种技术的发展，让我们可以把人生的一个重大抉择推迟几年。冻卵也并非两全其美，且不说成功率高低的问题，即便延迟几年，依然得面对生还是不生的选择。

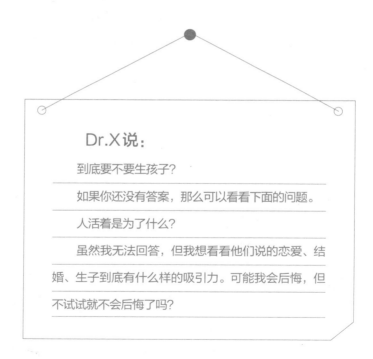

Dr.X说：

到底要不要生孩子？

如果你还没有答案，那么可以看看下面的问题。

人活着是为了什么？

虽然我无法回答，但我想看看他们说的恋爱、结婚、生子到底有什么样的吸引力。可能我会后悔，但不试试就不会后悔了吗？

后 记

───────── 每个人，都缺少一堂健康课 ─────────

"别跟我说这个，我不懂。"

你是否想过，为什么到了医院你就有莫名的安全感。

"医学活动是医生的事情，我可以像去商场买东西一样，在医院一手交钱，一手拿健康。"

"你们医生学习了十几年，跟我说这些我怎么能懂？就像去买保险、买房、买车，跟我签一大堆的条款，说一大堆的内容，我都不用了解，我相信你，只要签字就好了。"

这是我在和患者沟通时候，遇到的最大问题之一。从医生的角度来说，普通人不能理解医生的建议，也是医生的一种"失职"。预防医学是性价比最高的医学，说服患者去刷牙，远比帮他更换一颗假牙的性价比高得多；定期体检的费用再高，也远低于住院或者进重症监护室的费用；互联网上泛滥的养生知识和保健品的夸大宣传，也源于真正的医生没有好好和患者交流。

在医学的圈子里，一直有这样约定俗成的规则：挑战高难度的事情才能受到最大的尊重，比如治好别人治不好的病，做别人做不了的手术；医生花20 h分开了一对连体婴儿，就会赢得巨大的尊重。然而，同样花了20 h，查出了5个可能出现恶变的早期癌症患者，让20个人的疾病得到了更有效的治疗，安慰了100个患者被疾病折磨的痛苦心灵，却并不被人们所尊重。

这就产生了一种情况，医生会把患者分为"要不要住院"和"要不要手术"两种。如果患者不需要住院也不要手术，就跟我没什么关系了。我不需要跟你说那么多。

在医学活动中还有一种情况，我们有一大堆的"同意书"，里面有密密麻麻的内容。因为不同患者的文化层次不同，医生认为很难跟患者解释清楚，也认为没有必要说得那么清楚，让你干什么就干什么，就行了。

想要患者了解病情并不容易，我们把脊髓比作稻田里的秧苗，把肿瘤比作倒塌的砖墙；把大脑比作老旧的厂房，把血管比作锈迹斑斑的水管；把输尿管比作下水道；把胆管比作河流和湖泊。即使如此形象的比喻，还是没有办法让所有患者理解。

但是，患者是需要理解这些的。

我曾经撰写和审校了一些给儿童看的人体绘本。我发现有些绘本的内容，许多成人都完全不了解。每个人都说生命健康最重要，但我们学习语文、数学、英语，却从不把人体和健康当作一个必修课，健康教育课程在学校里都会被习惯性地跳过。

这让我们误以为，装修时找装修公司就好，买房子时找房产公司就好，修车时找4S店就好，理财时找银行就好，健康出现了问题找医院就好。

但是，你需要知道，钱财、房子、汽车都是身外之物，我们不会永久地保留它，不是太了解也可以，交给专业的人就好。

身体却完全不同，它完全属于你。它的任何一点变化，你都能感受到。身体不能更换，更不能购买，保养得如何，完全看你自己。

每个人都缺少一堂人体健康课，现在你有机会你把它补齐。我不期待通过这本书，改变你的健康状况，只希望它能成为你关注健康的开始。书中的一些知识，随着时间的推移可能会被更新或者证伪。但是，如果你能从今天开始多关注一下自己的身体，你就可以赢得健康的主动权。

即使你赢得了健康的主动权，在日常生活中，也还有许多的不确定性因素，可能会影响你早已规划好的生活。看似很小的问题，如果处理不当，就会造成灾难性的后果。

例如，孩子不小心被食物呛到，缺氧导致大脑损伤；头部受伤没有在意，夜间突发昏迷；挤脸上的痘痘，逆行感染，引发脑炎。

针对生活中的一些常见问题，我给大家分享一些小知识，帮你解决突如其来的意外情况。

异物入眼

用力且频繁地眨眼，用泪水将异物冲刷出去。如果需要冲洗，最好能用滴眼液，实在不行可以用矿泉水。

不　要

不要揉眼睛。无论多么细小的异物，都会划伤角膜并导致感染。

注　意

腐蚀性液体溅入眼中，如果自行处理后眼睛仍旧不适，出现灼烧、水肿或是视力模糊的情况，请立刻就医。

异物卡喉

海姆立克腹部冲击法

站在孩子背后，双手放于孩子肚脐和胸骨间，一手握拳，另一手抱住拳头；双臂用力收紧，瞬间按压孩子胸部；连续几次挤按，直到气管堵塞解除（适用于2岁以上幼儿）。

如果大家觉得专业术语不太好记，可以学习下面"剪刀""石头""布"三个步骤。

剪刀：孩子肚脐上两指。

石头：用手握住拳头顶住孩子肚脐上两指的位置。

布：用另一只手包住"石头"，快速连续向后上方冲击，直到孩子把异物咳出。

不 要

不要拍背，也不要把孩子倒立。

注 意

一定要保证呼吸道畅通，否则其他急救方式都是无效的。

打碎水银温度计

开窗通风，降低室内汞蒸气的浓度，迅速将家人和宠物带离被汞污染的房间。做好自身防护工作，戴上手套和口罩，防止接触或吸入汞。在清理汞的过程中使用的所有物品，包括手套、口罩、被污染的衣物等，一律用塑料袋密封，与密封塑料瓶一并按照当地环保部门的指示贴上标签，进行适当处置。

不 要

切勿使用吸尘器、扫帚或者抹布清理汞，以避免污染扩大。

注 意

如果出现口中有金属味、全身乏力、牙龈出血、腹痛、体温升高等情况，需要立刻就医。

误服药物

如果误食维生素类的营养补充剂，问题一般不会太严重。只要多饮温开水，让药物稀释排泄即可；很多降压药对于正常人血压不会有太大影响，如果误服降压药，休息观察即可；倘若误食的是家庭常用的解热镇痛药、镇咳化痰药、避孕药、安眠药与抗菌药等，可用勺子刺激咽喉催吐，密切观察。

不 要

如果患者失去意识或者抽搐，切不可催吐。在不了解药物类别的情况下，不要擅自服用牛奶、蛋清等。

注 意

去医院就医时一定要携带药盒，并且尽可能向医生描述清楚误服药的情况。

流鼻血

手指捏住鼻梁下方的软骨部位，持续5 ~ 15 min。有条件的话，放一个小冰袋在鼻梁上也能起到迅速止血的效果。

不　要

不要用力将头向后仰，这样不仅不能止血，还会造成鼻血流进口中，引起误吸。

提　示

如果鼻血持续流上20 min仍旧止不住的话，应该立即就医。

烫伤、烧伤

立即将被烫部位放置在流动的水下冲洗降温，持续3 min，如果有水泡，可以用无菌的针轻轻地挑破，但是不要撕掉表皮。

不　要

不要涂抹任何东西在伤口上，包括牙膏、麻油等，因为这样可能引发感染。

提　示

如果伤口表面出现溃烂、化脓，请立刻去医院处理。

头外伤

如果你的头上起了个包，那么用冰袋敷患处可以减轻水肿。这都是皮外伤，这时候特别要关注精神状态。

不　要

被砸伤的24 h之内不要让伤者独处，颅内出血变化较快，需要有人照看。

提　示

如果有剧烈头痛、呕吐、抽搐，需要立刻就医。

煤气中毒

立即关闭煤气阀门，把中毒者送至空气新鲜的地方，让中毒者保持呼吸道通畅，如果呼吸微弱，则需要立刻进行人工呼吸，并卧床、保暖，尽快送医。

不 要

急救时千万不要开明火，包括电器开关。

提 示

部分急性一氧化碳中毒患者于昏迷苏醒后，经2 ~ 30天的假愈期，会再度昏迷，切不可掉以轻心。

酒精中毒

如果患者出现呕吐，请立刻将其置于稳定性侧卧位，让呕吐物流出。观察其呼吸和脉搏的情况，如无特别，一觉醒来即可自行康复。

不 要

不要帮助患者催吐，也不要强行灌入解酒药物。

提 示

如果患者卧床休息后，出现频繁抽搐、呼吸浅慢、心率减慢、心搏无力、血压下降等情况，则需要送医，如有必要，立即使用心肺复苏术。

木 刺

尽可能把木刺完整拔出，如果木刺外露过短，首先用消过毒的针挑开伤处的外皮，再用经过酒精涂擦消毒的镊子扩大伤口并拔出，然后轻轻挤压伤口，把伤口处的瘀血挤出来，再用碘酒涂擦伤口周围的皮肤一次，用酒精涂擦两次，最后用消毒纱布包扎好。

不 要

不要保留木刺强行包扎伤口，这样伤口会难以痊愈。

提 示

如果木刺刺入皮肤较深，需要去注射破伤风疫苗。

中 暑

立即将患者移至阴凉通风处，给予清凉含盐的饮料，解开衣服，使其安静休息。如果症状较重，出现意识不清的情况，应立刻用冷水或酒精擦拭身体，至皮肤发红，在头、颈、腋下及腹股沟处放置冰袋。

不 要

不要强行喂水、喂食，避免引发呛咳。不能自主饮水时就应当去医院输液。

警 报

如果出现了呼吸困难，需要立刻进行人工呼吸，并且紧急送医。